내 몸의 병을 내가 고치는
우리 집 건강 주치의, 〈내 몸을 살린다〉 시리즈 북!

현대인들에게 건강관리는 자칫 소홀히 여겨질 수 있는 부분이기도 합니다. 소 잃고 외양간 고친다는 말처럼, 큰 질병에 걸리고 나서야 건강의 소중함을 깨닫는 경우가 적지 않기 때문입니다. 이에 〈내 몸을 살린다〉 시리즈는 일상 속의 작은 습관들과 평상시의 노력만으로도 건강한 상태를 유지할 수 있는 새로운 건강 지표를 제시합니다.

〈내 몸을 살린다〉는 오랜 시간 검증된 다양한 치료법, 과학적·의학적 수치를 통해 현대인들 누구나 쉽게 일상 속에 적용할 수 있도록 구성되었습니다. 가정의학부터 영양학, 대체의학까지 다양한 분야의 전문가들이 기획 집필한 이 시리즈는 몸과 마음의 건강 모두를 열망하는 현대인들의 요구에 걸맞게 가장 핵심적이고 실행 가능한 내용만을 선별해 모았습니다. 흔히 건강관리도 하나의 노력이라고 합니다. 건강한 것을 가까이 할수록 몸도 마음도 건강해집니다. 책장에 꽂아둔 〈내 몸을 살린다〉 시리즈가 여러분에게 풍부한 건강 지식 정보를 제공하여 건강한 삶을 영위하는 든든한 가정 주치의가 될 것입니다.

건강기능식품,
내 몸을 살린다

이문정 지음

모아북스
MOABOOKS

저자 소개

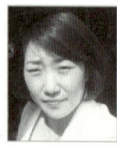

이문정 e-lmg7265@hanmail.net
2004년부터 유치원에서 보육교사로 재직했으며, 현재는
건강에 대한 관심과 함께 현대인들의 만병의 근원인 비만,
다이어트, 해독프로그램 관련 강의를 하는 한편 건강카운
슬러로 활동 중이다.

건강기능식품, 내 몸을 살린다

1판 1쇄 인쇄 | 2012년 05월 10일
1판 1쇄 발행 | 2012년 05월 15일

지은이 | 이문정
발행인 | 이용길

발행처 | 모아북스
MOABOOKS
관리 | 정 윤
디자인 | 이룸

출판등록번호 | 제 10-1857호
등록일자 | 1999. 11. 15
등록된 곳 | 경기도 고양시 일산구 백석동 1332-1 레이크하임 404호
대표 전화 | 0505-627-9784
팩스 | 031-902-5236
홈페이지 | http://www.moabooks.com
이메일 | moabooks@hanmail.net
ISBN | 978-89-97385-11-9   03570

이 책은 저작권법에 따라 보호를 받는 저작물이므로 무단전재와 무단복제를 금합니다.
이 책 내용의 전부 또는 일부를 이용하려면 반드시 모아북스의 서면동의를 받아야 합니다.

· 좋은 책은 좋은 독자가 만듭니다.
· 본 도서의 구성, 표현안을 오디오 및 영상물로 제작, 배포할 수 없습니다.
· 독자 여러분의 의견에 항상 귀를 기울이고 있습니다.
· 저자와의 협의 하에 인지를 붙이지 않습니다.
· 잘못 만들어진 책은 구입하신 서점이나 본사로 연락하시면 교환해 드립니다.

묻지도 따지지도 않고 영양제를 먹고 있나요?

현대인들의 생활수준이 높아지고 건강에 대한 관심이 높아지면서 자연히 건강에 대한 관심이 늘었고 현재 시중에서 판매되고 있는 건강기능식품만도 8053 가지가 넘고 매일 6종 이상의 건강기능식품이 출시될 정도로 많은 제품이 유통되고 있다.

성인 중 40% 이상이 영양제를 섭취하고 있다는 통계도 있다. 과히 영양제 과잉 공화국이라고 불러도 손색이 없을 정도다. 하지만 과연 자신이 먹는 제품의 원료가 무엇이고 어떤 기능을 하는지 제대로 알고 이용하는 사람들은 몇이나 될까?

같은 사람이라도 상황에 따라 영양 상태가 달라지고 건

강 상태도 달라지는데 이런저런 영양제들을 종류별로 무조건 많이 먹는 게 능사일까?

음식과 마찬가지로 영양제에도 궁합이 있다. 함께 섭취했을 때 효능이 배가 되는 경우가 있는가 하면 건강해지려고 먹었는데 오히려 효능이 저해되거나 영양소 결핍이 나타날 수도 있다. 자신의 건강 상태에 따라, 식습관에 따라 부족하기 쉬운 영양을 꼼꼼히 살피고 보충해주는 영양제를 선택해야 하는데 좋다고 입소문이 난 건강기능식품, 혹은 인기 있는 광고의 제품을 무심코 선택해 돈만 들이고 별 효과를 보지 못하는 경우가 흔하다.

'건강기능식품은 알고 먹으면 약, 모르고 먹으면 독'이라는 말이 있다. 모르고 먹으면 독까지는 아니더라도 분명 건강해지는 데 별 도움을 받지 못하는 것은 분명한 사실이다. 또한 잘못된 영양 상식으로 자신에게 아무 이득 없는 건강기능식품을 선택하는 경우도 많다.

그래서 득이 되는 건강기능식품을 선택하려면 자신의 상태를 객관적으로 판단해 필요한 영양소가 무엇인지 파악한 후 제품의 기능을 꼼꼼히 따질 필요가 있다. 여기에 근거도 없이 약효를 사칭하여 건강기능식품인양 판매하는 제품들을 구별해내는 밝은 눈도 필요하다.

건강기능식품이라면 뭐라도 건강에 도움이 되겠지 하는 막연한 기대감으로 아무 제품이나 선택해 섭취하면 결코 바라는 효과를 얻을 수 없다. 건강을 증진시키려면 건강기능식품의 기능을 묻고 따져 자신에게 필요한 올바른 섭취를 해야하는 것이다.

이 책은 현대인의 건강을 위협하는 식생활의 문제와 질병들을 짚어보고 건강과 영양 상식을 정리해 자신에게 필요한 영양 성분이 무엇인지 파악할 수 있도록 했다. 또한 건강기능식품에 대한 오해를 바로잡고, 기능들을 정리해 영양 상태에 따라 내게 맞는 건강기능식품을 선택할 수 있도록 했다.

이 책을 읽고 나면 '묻지도 않고 따지지도 않고' 건강기능식품을 선택하는 것이 얼마나 어리석은 일인지 깨닫게 될 것이다. 또한 건강기능식품에 무지했던 사람이라면 건강한 삶을 사는 데 영양이 얼마나 중요한 역할을 하고 건강기능식품이 얼마나 중요한 역할을 하는지도 알게 될 것이다.

- 가족의 건강에 관심이 많으신 분들
- 건강기능식품을 어떻게 활용해야 할지 모르는 분들
- 평소 균형 잡힌 식생활을 하고 있지 못한 분들
- 자신이 영양 상식에 무지하다고 생각되는 분들
- 무기력증과 잔병치레로 고생하시는 분들

이 모든 분들께 이 책을 권한다,

이 문 정

5장 건강기능식품, 무엇이든 물어보세요 • 101

맺음말 • 106

1장 현대인을 죽음에 이르게 하는 달콤한 유혹

1) 현대인의 식생활에 대한 경고

'밥이 보약'이라는 말이 있다. 불과 수십 년 전 먹을거리가 없어 그야말로 '밥심'으로 살아야 했던 가난한 시절에는 밥이 최고의 보약이었다. 물론 말이 그렇지 어떻게 사람이 밥만으로 살 수 있는가. 밥이 중요한 에너지원으로 작용하기는 하지만 밥이 사람에게 필요한 다양한 영양소를 대신해줄 수는 없다. 그때야 단백질을 보충해줄 고기도, 무기질을 보충해줄 과일도 흔치 않던 시절이었고 더구나 지금처럼 영양을 생각하여 먹을 고민거리를 하지 못했을 테니 정말 '밥심'만으로 살 수밖에 없었다. 당연히 못 먹으니 영양상태도 아주 안좋았을 것이다. 영양실조도 흔했을 터다.

그렇다면 현대인의 영양 상태는 어떨까? 먹을거리도 넘쳐나고 생활수준도 '밥심'으로 살던 시절과는 비교할 수 없을 정도로 높아졌으니 영양불균형은 사전에서나 볼 수 있는 말이 되어야 하지 않을까? 그런데 이 풍족한 현실에도 여전히 영양 불균형이 존재하고 있으며 이제는 영양실조가 아닌 영양 과잉이 우리의 건강을 위협하고 있다. 오히려 지금은 너무 먹을거리가 많아서 탈이다. 산업이 발달하면서 온갖 인스턴트 음식이며 가공식품이 늘어나 원하면 언제든 먹을 수 있고 먹고 싶은 것만 골라먹을 수 있게 되었지만, 패스트푸드와 인스턴트 식품은 대부분 영양균형보다는 간편성과 맛에 중점을 두기 때문에 장기간 섭취 시 영양소 결핍을 유발할 수 있다. 따라서 좋지 못한 식습관으로 영양의 불균형과 비만을 유발하고 성인병 유발의 원인이 된다. 이렇게 영양을 고려하지 않은 식생활을 하다 보니 그야말로 배부른 영양실조인 영양과잉과 특정 영양소만 과다한 영양 불균형이 기승이다.

서구화된 식습관과 인스턴스식품은 몸에 영양이 아니라 독을 쌓이게 하고, 자동차로 출퇴근을 하며 하루 종일 사무실에 앉아 움직이지 않고 바쁜 일상에 쫓기느라 간단한 운동조차 하지 못하니 쌓인 영양소를 연소시키지 못해 몸에 불필요한 영양분이 쌓여 또 독으로 작용한다. 식품을 통해 생명을 유지하고 건강을 확보하지만 식품의 과·오용으로 인해 각종 질병에 시달리고 있다. 20세 이상 비만율과 성장기 청소년의 비만율이 갈수록 높아지고 있으며, 그 심각성에 2009년에는 '식생활교육지원법'이 제정될 정도다. 또한 한국인의 평균 수명이 남녀 모두 75세가 넘는다지만 건강수명은 70세가 안 된다고 한다.

수명은 늘었지만 건강수명은 이에 미치지 못하는 것이다. 이는 지난 반세기 동안 급진적으로 변화한 식생활에서 그 원인을 찾을 수 있다. 지방이나 설탕 그리고 소금의 지나친 섭취가 여러 가지 치명적인 병들, 특히 심장병, 암, 뇌졸중을 일으키는 데 직접적인 영향을 주며, 우리나라 국민의 2대 사망 요인인 암과 순환기계통의 질환 원인은 포화지방을 비롯한 지방의 과다 섭취, 식이섬유 섭취 부족 등 잘못된 식습관에서 기인한다.

또 많은 연구에서 암의 80%는 환경(음식물, 흡연, 발암물질 노출)이 주원인이며, 그중 암의 35%가 음식물로 인해 발생한다고 보고한다. 숨을 쉬고 일하고 휴식하고 수면을 취하는 등 여러 가지 생리적인 기본 활동을 유지하려면 영양소가 필요하고, 이 영양소는 식생활을 통해 얻는데 지금 이

식생활에 위험신호가 켜진 것이다. 결국 건강을 위협하는 근원은 식생활 개선으로 해결 가능하다. 좋은 먹을거리와 바른 식습관이 '건강수명'을 지켜주고 생명을 위협하는 질환으로부터 우리를 지켜주는 것이다.

2) 죽음으로 몰고 가는 질환, 무엇이 있는가?

• 비만

비만은 체내에 지방조직이 과다한 상태를 말한다. 혈장으로부터 지방세포로 유입된 지방산과 포도당이 주로 중성지방의 형태로 축적된다. 오랜 기간에 걸쳐 에너지 소비량에 비해 영양소를 과다 섭취함으로써 유발되는데, 이는 서구화된 식습관과 산업화로 인한 신체활동 저하에서 기인한다. 밥과 김치, 나물 반찬에 생선 토막이 오르던 식탁이 서구화 바람으로 피자, 햄버거, 콜라 같은 패스트푸드에 점령당하고, 늦은 시간까지 술과 고기 같은 기름진 음식이 주된 메뉴가 되는 회식문화, 운동량 부족 등이 비만의 원인인 것이다.

비만으로 인해 당뇨병 및 고지혈증이 생길 가능성이 높아지고, 성기능 장애, 관절염, 심혈관계 질환의 발병 위험이 커진다. 일부 암의 발생과도 연관이 있다. 비만을 예방하기 위해선 생활 습관을 개선하는 것이 가장 중요하다. 운동을 위해 특별히 시간을 내기 어렵다면 일상생활을 하는 동안 활동량을 최대한 늘리도록 하고 식이요법을 병행해야 한다.

• 당뇨병

당뇨병은 췌장의 베타세포에서 분비되는 호르몬인 혈액 중의 포도당을 세포 내로 보내는 인슐린의 부족과 퇴행으로 인한 질환으로서, 인슐린 양이 부족해서 혈액 속 포도당 수치가 올라가 고혈당이 되는 병이다. 당뇨병은 치료를 하지 않고 방치하면 혼수에 빠지고 사망에 이르게 하는 무서운 병이다.

당뇨병은 제1형과 제2형으로 구분되는데 제1형 당뇨병은 '소아당뇨'라고 하며 인슐린을 전혀 생산하지 못해 발생한다. 제2형은 서구화된 식생활에서 기인하는 것으로 고열량, 고지방, 고단백의 식단, 운동 부족, 스트레스 같은 환경적 요인에 크게 영향을 받아 발생한다.

약한 고혈당 상태에서는 대부분 증상을 느끼지 못한다. 하지만 혈당이 높아지면 갈증이 나서 물을 많이 마시게 되고 소변량이 늘어 화장실을 자주 가게 되며 체중이 빠지게 된다. 긴 시간 고혈당 상태가 계속되면 여러 합병증이 발생하는데 실명의 가능성이 있는 망막병증, 심해지면 투석이 필요한 신기능장애, 신경병증, 심혈관계 질환의 위험이 높아진다.

제2형 당뇨병의 경우 생활습관 개선으로 체중을 5~7% 줄이며 발병을 늦추거나 예방할 수 있다. 개인의 상태에 따라 달라지겠지만 칼로리 제한이 필요하고 지방을 적게 먹는 것이 좋다. 당뇨병을 막아주는 건강한 식품은 자연 그대로의 복합 탄수화물이다. 가공을 거치지 않은 현미나 잡곡 등이 좋다. 당연히 위험한 식품은 가공 과정을 거쳐 정제된 설탕, 하얀 밀가루, 흰쌀 등이다.

• 고혈압

고혈압은 18세 이상의 성인의 수축기 혈압이 140mmHg 이상이거나 확장기 혈압이 90mmHg 이상인 경우를 말한다. 원인 질환이 밝혀져 있고, 이에 고혈압이 발생하는 경우를 이차성 고혈압이라고 하며, 원인 질환이 발견되지 않는 경우를 본태성(일차성) 고혈압이라고 한다. 전체 고혈압 환자의 약 95%가 본태성 고혈압이다. 본태성 고혈압이 생기는 원인은 명확하지 않지만, 심박출량(심장에서 1분 동안 박출하는 혈액의 양)의 증가나 말초 혈관저항의 증가에 의한 것으로 알려져 있다. 고혈압의 유발 원인으로는 가족력, 음주, 흡연, 고령, 운동 부족, 비만, 짜게 먹는 식습관, 스트레스 등 환경적·심리적 요인이 있다.

고혈압을 예방하기 위해서는 소금을 많이 넣은 육류보다 칼륨이 풍부한 채소류를 많이 먹는 것이 좋다. 특히 하루 10분 정도만 가벼운 운동을 해도 혈압을 5에서 10 정도 떨어뜨릴 수 있다.

• 우울증

우울증은 의욕 저하와 우울감을 주요 증상으로 하며 다양한 인지 및 정신 신체적 증상을 일으켜 일상 기능의 저하를 가져오는 질환이다. 생화학적 요인, 유전적 요인, 환경적 요인에서 기인하는데 생화학적 요인은 신경전달 물질이라 불리는 뇌 안의 물질이 감정 등의 뇌 기능과 연결이 되어 있어 우울증 발생에 역할을 하는 것으로 보인다. 또한 호르몬 불균형도 원인이 될 수 있다.

따라서 건강한 정신을 유지하기 위해서는 두뇌 세포와 신경 세포가 영양을 잘 섭취해야 하는데, 이 세포들이 특히 필요로 하는 에너지 공급원이 글루코오스다. 당분의 과다 섭취나 스트레스가 글루코오스를 고갈시키는 원인이 되어 신경쇠약을 일으키기도 한다.

하루 종일 일정 정도의 글루코오스를 공급 받기 위해서는 정제 이전의 자연산 잡곡과 단백질로 적절한 식단을 짜 지키는 것이 중요하다.

2장 질병을 이겨내는 근본적 해법은 무엇인가?

1) 서구화된 식생활, 패스트푸드 위주 식생활에서 탈출하라

현대의 풍족한 먹을거리와 의학의 발달은 인간의 수명을 연장시키고 건강을 증진시켰다. 하지만 한편으론 풍족한 먹을거리와 함께 잘못된 식습관으로 비만이나 고혈압 같은 현대병을 유발하여 도리어 건강을 위협하기도 한다.

현대인의 잘못된 식습관을 그대로 방치하다가는 다시 인간의 수명을 단축시킬지도 모른다는 우려가 생길 정도다. 이는 사회 환경과 식생활 패턴의 급격한 변화로 인해 건강 문제에 대한 관심은 높아졌지만, 아직 건강한 삶의 근원이 되는 올바른 식생활에 대해서는 소홀히 생각하는 데 원인이 있다.

특히 잘못된 식습관은 식생활의 서구화에서 기인한 점이

크다. 식생활이 서구화되면서 지방과 육류의 섭취량은 많아진 반면 곡류나 야채의 섭취량은 점점 줄어든 것이다. 영양 결핍을 무조건 고칼로리, 고단백, 고지방을 섭취만으로 해결할 수 있다는 오해가 육류 위주의 서구식 식단의 섭취를 부추긴 것도 한몫했다.

게다가 산업화가 가속화되고 생활이 서구화되면서 아침 식사를 경시하는 풍조가 생기고, 서구식 식습관이 생활화되는 과정에서 서양식에 맹목적 신뢰를 보낸 것도 사회 전반의 영양불균형을 키우는 데 큰 역할을 했다.

여기에 간편성, 경제성에 비중을 두고 번져나가는 패스트푸드와 인스턴트식품의 보급도 현대인의 영양불균형을 초래하는 큰 요인이다. 피자, 햄버거, 치킨, 도넛 같은 패스트푸드는 열량, 지방, 염분 함유량이 많아 우리의 건강에 부정적인 영향을 미친다. 즉 패스트푸드는 지방과 인공 첨가물 등이 많이 들어 있어 열량은 매우 높지만 필수 영양소인 비타민, 무기질을 비롯하여 식이섬유 등이 부족하여 영양 불균형으로 인한 여러 질병이 발생할 가능성이 크다. 또 같은 양이라도 다른 음식에 비해 열량이 높다. 즉 밥 한 공기는 300kcal 정도인데 비슷한 중량의 햄버거는 약 500kcal이다. 고(高)열량의 패스트푸드를 즐겨 먹으면 체중이 증가하며, 비만(肥滿)과 당뇨병, 고지혈증, 동맥경화증, 지방간 등 현대병(생활습관병)이 발생할 수 있다.

우리나라 전통 한식을 먹을 때에는 총 섭취 열량의 20% 정도를 지방으로 섭취하지만, 패스트푸드를 먹을 경우 피자는 40% 정도, 닭튀김은 60% 이상을 지방으로 섭취하게 된다. 또한 대부분의 패스트푸드는 소금(나트륨)을 많이 함유하고 있다. 나트륨의 과잉 섭취는 고혈압, 뇌졸중, 동맥경화증 등이 발생할 위험을 거지게 하는 요인이 된다.

식품의 가장 큰 목적은 충분한 영양을 공급하는 것이다. 올바른 식생활은 건강을 유지하고 증진시키는 데 도움을 줄 뿐 아니라, 질병의 발생 위험도 경감시킬 수 있다. 하지만 서구화된 식단, 패스트푸드 위주 식생활은 식품의 영양학적 효과를 충족시켜주지 못한다. 결국 답은 서구의 육식 위주 식생활에서 벗어나 밥과 반찬 중심의 균형 잡힌 채식 위주의 전통식생활을 계승 발전시키고, 인스턴트식품과 패스트푸드에서 슬로푸드로 바꿔야 한다. 서구화된 식습관, 패스트푸드 위주 식생활을 하루 빨리 개선하는 것이 건강하게 오래 사는 지름길이다.

2) 이제는 영양이다! 5대 영양소를 섭취하라

건강한 몸을 유지하기 위해 외부에서 받아들이는 물질을 영양소라고 한다. 보통 음식으로 섭취하는 성분 가운데 소화·흡수되고, 생리적으로 도움이 되는 성분이다. 영양소에는 수분, 탄수화물(당질), 지질, 단백질, 무기질, 비타민 등이 있으며 수분을 제외한 다섯 가지를 5대 영양소라고 한다. 5대 영양소를 세분하면 40~50여 종이 되는데, 이들 영양소들은 체내에서 개별적으로 가능하기보다 상호 관련성을 가지고 체내기능을 유지한다.

예를 들면 탄수화물, 지방, 단백질은 비타민B군의 정상적인 섭취 없이 제대로 이용될 수 없으며, 무기질 중 칼슘은 비타민D의 도움 없이는 정상적으로 흡수·작용될 수 없고, 지방이 완전 연소되려면 적당량의 탄수화물 공급이 필요하다.

단백질·미네랄·물은 주로 몸의 구성성분으로, 지방질·당질·단백질은 에너지원으로, 또한 비타민·미네랄은 대사의 조절물질로 작용한다. 단백질은 효소나 핵산의 합성소재도 되고, 생체반응의 촉매, 유전자 구성이나 기능의 발현을 위해서도 중요하다.

따라서 매 끼의 식사를 통하여 인체가 필요로 하는 모든 영양소를 적당량 공급할 수 있는 균형식을 섭취하여야 섭취한 영양소들이 정상적으로 기능을 발휘하여 건강을 유지할 수 있다. 균형을 위해서는 5대 영양소(당질, 지질, 단백질, 비타민, 무기질)가 필요하다. 어느 것 하나 우리 몸에서 빼놓을 수 없는 영양소다. 제아무리 좋은 음식이라도 다섯 가지 영양소를 골고루 섭취하지 않으면 그 힘을 충분히 살릴 수 없다. 그리고 일상 식단에서 보충되지 않는 영양소는 비타민제나 영양제 등의 약물보다는 곡물, 야채, 과일 등의 음식물을 통한 섭취가 효과적이다.

건강한 삶을 영유하기 위해서는 생활습관부터 운동, 수면 등 여러 가지가 조화를 이루어야 한다. 특히 이와 더불어 음식을 통해 필수 5대 영양소인 단백질, 탄수화물, 지방, 비타민, 무기질과 수분을 하루 세 끼 식사를 통해 골고루 충분히 섭취해야 한다.

• 단백질

단백질은 신체 모든 세포의 구성성분이며 뼈, 결합조직,

혈액의 유지에도 필요하고 신체의 성장에도 매우 중요한 역할을 한다.

또 대사과정, 면역기능, 체액의 균형, 산과 염기의 균형에도 영향을 미치며 영양소 운반 역할도 담당한다.

단백질이 함유된 음식은 콩류, 생선류(고등어, 조기, 갈치, 정어리), 육류(닭고기, 소고기, 돼지고기), 달걀, 견과류(땅콩, 호두, 잣), 유제품(치즈, 우유, 요구르트), 곡류 등이다. 동물성 단백질에는 지방이 많이 함유되어 있으므로 식물성 단백질과 균형을 맞춰 섭취하는 것이 좋다.

• 탄수화물

탄수화물은 신체 활동에 필요한 에너지를 공급하는 목적이 가장 크다. 신체 에너지원의 60%가량을 탄수화물에서 공급 받을 정도로 큰 비중을 차지하며 탄수화물이 부족하면 단백질을 열량으로 변환하여 사용하기 때문에 단백질이 제 기능을 못하게 된다.

탄수화물이 포함된 음식은 쌀, 밀, 옥수수 등의 곡류와 고구마, 감자, 설탕, 사과, 귤, 감 등이 있다.

• 지방

지방이 과도할 경우 소아 비만을 야기할 수 있지만 없어서는 안 되는 중요한 요소다. 신체의 모든 세포막조직을 형성하는 역할을 하며 탄수화물과 함께 에너지원으로 사용된다. 또한 지용성 비타민의 흡수를 돕고 체온을 조절하거나 장기를 보호하는 역할도 한다.

지방은 크게 포화지방산과 불포화지방산으로 나뉘는데 포화지방산은 동물성 지방이 과할 경우 콜레스테롤 수치를 높여 동맥경화의 원인이 된다. 반면 불포화지방산은 콜레스테롤 수치를 낮추고 호르몬 생성 및 분비를 조절하고 영양을 골고루 전달할 수 있도록 한다.

포화지방은 주로 소고기, 돼지고기와 같은 육류에 많이 포함되어 있으며 우유, 치즈, 마가린, 감자튀김, 케이크 등에 포함되어 있다. 불포화지방은 고등어, 꽁치, 참치 등의 생선과 새우, 견과류, 올리브유 등에 풍부하게 함유되어 있다.

• 비타민

비타민은 인체의 대사기능과 세포조직의 성장, 항산화

작용, 해독, 면역력 증강에 필요한 물질로 많은 양이 필요하지는 않지만 없어서도 안 되는 영양소이다. 시금치, 풋고추, 피망, 양배추, 당근, 호박, 김, 버섯류 등의 야채와 김, 미역, 다시마 등의 해조류, 감, 귤, 딸기, 사과, 키위, 오렌지, 토마토 등의 과일에 골고루 포함되어 있다.

• 무기질

무기질(미네랄)은 인체를 구성하는 54원소 중 산소, 수소, 질소, 탄소를 제외한 50여 가지의 원소를 말한다. 이 중 아이의 성장과 관련되고 비교적 많은 양이 필요한 무기질은 칼슘, 인, 마그네슘, 칼륨, 나트륨 등이다. 골격이나 치아를 구성하고 효소 활성화 호르몬을 구성하는 데 중요한 역할을 하며, 인이나 나트륨 등은 다른 음식에서 충분히 섭취가 되지만 칼슘은 부족하기 쉽기 때문에 음식으로 보충해주는 것이 좋다.

무기질은 대부분의 채소와 과일, 버섯, 해조류에서 섭취가 가능하며 칼슘은 우유, 뼈째 먹는 마른 멸치, 뱅어포와 참깨 등에 많이 포함되어 있다.

아이의 좋은 머리, 타고난 게 아니라 만들어진다··· 5대 영양소 필수

"넌 누구 닮아서 그렇게 머리가 나쁘니?" "얘가 당신 닮아 그렇지!" 오늘도 대한민국의 많은 엄마아빠는 아이의 '비 내리는(?) 시험지'를 놓고 열심히 "내 탓 아니오"를 외치고 있다. '두뇌'는 타고나는 것이라는 고정관념에서 비롯된 것.

이처럼 지능은 유전되는 것이라고 알고 있다. 하지만 한 연구에 따르면 기억력, 판단력, 사고력, 창조력 등을 관장하는 대뇌의 신피질 부분은 유전적인 영향을 거의 받지 않는다고 한다. 결국 어떤 부모에게 태어나느냐보다는 어떤 환경에서 자라나느냐가 아이의 지능에 더 큰 영향을 미칠 수도 있다는 말이다. 그 환경 중에 먹을거리의 중요성은 점점 커지고 있다. 뇌는 다른 장기와 마찬가지로 먹는 음식에 따라 건강 상태가 좋아지기도 하고 나빠지기도 한다. 더구나 뇌는 무게가 체중의 2%밖에 안 되면서 하루치 열량의 20%를 혼자서 독차지하는 '대식가'이기도 하다. 뇌의 에너지원으로 쓰이는 것은 탄수화물 속의 당분. 그러나 당분만으로는 뇌 활동이 활성화되지 않는다. 뇌세포를 구성하는 단백질, 뇌 발달에 도움이 되는 지방, 뇌 활동에 도움이 되는 비타민 등을 골고루 섭취해야 뇌 발육도, 뇌 활동도 활발하게 이루어지는 것이다. 뇌는 엄마의 뱃속에서부터 만들어지기 시작해서 생후 36개월이면 전체의 90%가 완성된다. 무게만 해도 출생 당시에 이미 어른의 70%에 이른다. 따라서 뇌 발육이 가장 왕성한 0~3세 사이에 탄수화물과 단백질, 지방, 비타민을 충분히 공급해줘야 지능도 더불어 발달한다. 이때 만약 영양상태가 불량하면 뇌신경세포의 감소를 가져오고, 머리 둘레 또한 다른 아이보다 작아진다. 머리의 크기뿐 아니라 이들 뇌를 현미경으로 관찰해 보면 뇌신경세포의 수, 뇌신경세포의 크기, 뇌신경세포의 가지인 수상돌기와 축색돌기의 발달, 신경전달물질의 생산 등이 모두 감소되는 것으로 알려져 있다. 뇌 발달 연구자들에 의하면 어린 시절의 영양 불량이나 결핍은 운동 및 지각뿐 아니라 인지능력에서도 낮은 점수를 보인다고 한다. 이것은 뇌가 발달하는 초기가 가장 영양불량에 예민하고 취약하여 충격을 쉽게 받을 수 있다는 것을 말해주는 것.

특히 해마와 소뇌가 영양불량에 가장 취약한 것으로 알려져 있는데, 이들 구조의 변화는 영구적으로 남는 경우가 빈번하고 다른 뇌 부위에 비하여 회복도 비교적 느리다. 해마의 구조와 기능의 변화는 단기기억에 영향을 미치며 소뇌의 변화는 운동조화와 읽기, 쓰기 같은 진행적인 학습에 영향을 미친다.

- 두뇌를 발달시키는 5가지 영양소 골고루 섭취해야 -

단백질은 뇌세포를 구성하는 중심성분으로 뇌 발달에 가장 중요한 요소. 성장기에 단백질이 부족하면 사고력과 기억력이 떨어지고 지능발달에 나쁜 영향을 미치게 된다. 하지만 단백질이 두뇌발육에 아무리 좋다 해도 단백질에 치우친 식사는 오히려 해가 되기 쉽다. 아이들은 하루치 열량 권장량의 8~15%만 단백질로 섭취하면 충분. 동물성 단백질과 식물성 단백질을 골고루 주는 것도 잊어서는 안 된다. 단백질이 많은 식품으로는 쇠고기, 돼지고기, 닭고기, 생선, 조개, 굴, 두부, 콩. 된장, 치즈 등이 있다. 생후 6개월에 접어들면 알레르기가 적은 쇠고기부터 조금씩 먹이기 시작한다. 등푸른 생선은 뇌기능 저하, 학습부진을 막아주는 DHA의 보고다. 꽁치, 정어리, 참치 등의 등 푸른 생선 속에 들어 있는 가장 대표적인 영양소로, 다른 영양소로 교체되는 일 없이 그대로 흡수되기 때문에 가장 빠르게 DHA를 섭취할 수 있다. 이 밖에 등푸른 생선은 불포화지방산의 일종인 EPA와 두뇌기능을 유지시켜주는 역할을 하는 비타민을 함유하고 있다.

지방은 뇌세포의 60%를 구성, 신경 세포막의 기능을 정상적으로 유지시켜 주는 중요한 역할을 담당하는 성분이다. 필수 지방산이 부족하면 성장이 제대로 이루어지지 않고 뇌뿐 아니라 다른 기관들도 기능 저하가 올 수 있다. DHA는 뇌지질의 10%를 구성하고 있어 결핍되면 뇌 기능이 약해지기도 한다. 잣, 호두, 깻잎, 콩, 참깨, 유채씨, 참기름, 콩기름 등은 알파-리놀렌산이 풍부한 식품으로, 생후 6~10개월까지는 잣, 호두, 콩, 참깨, 참기름, 콩기름만 먹이다가 11~12개월 무렵부터는 깻잎을 제외한 모든 것들을 먹여도 된다. 돌이 지나면 깻잎도 먹을 수 있다.

단백질 중에서도 필수 아미노산은 뇌세포 발달에 필수적이다. 필수 아미노산이 몸에 들어가 작동을 잘 하도록 도와주는 보조 효소가 바로 비타민 B1, B2, B인데 아미노산과 이런 비타민이 작용해 뇌세포에 신선한 혈액을 공급한다. 비타민 B군이 많은 식품으로는 강화미, 참깨, 해바라기씨, 호밀빵, 돼지고기, 뱀장어, 꽁치, 명란젓, 연어알젓 등이 있다. 비타민 C는 과일과 감자, 파슬리, 브로콜리, 피망, 어린 양배추 같은 야채에 많이 들어 있으며, 비타민 E는 곡식의 씨눈에 많다.

탄수화물 속의 당분은 뇌가 활동하기 위한 '연료'가 된다. 특히 뇌 발육이 왕성한 아이들은 하루치 열량 권장량의 35~45%를 탄수화물로 섭취해야 뇌가 활발하게 움직일 수 있다고 할 정도. 탄수화물이 많은 식품으로는 쌀, 찹쌀, 보리, 밀, 차조, 콩, 팥, 옥수수, 감자, 고구마, 밤, 미숫가루, 국수, 떡, 빵, 오트밀 등이 있다. 그러나 생후 4~5개월 무렵에는 쌀, 찹쌀, 오트밀, 감자, 고구마 외에는 먹이지 않도록 한다.

생후 6~10개월 무렵부터는 차조나 콩도 먹을 수 있고, 돌 전후가 되면 대부분의 곡류를 먹을 수 있게 된다. 뼈를 튼튼하게 할 뿐 아니라 기억력과 집중력을 강화시키는 칼슘은 뇌세포의 흥분을 가라앉히는 작용을 하는데, 우유나 치즈 등의 유제품에는 수분, 단백질, 지방, 탄수화물, 무기질, 비타민, 효소 등과 함께 뇌신경계 성분 중의 하나인 갈락토오스가 가득하다.

이 밖에도 칼슘이 많이 들어 있는 식품은 브로콜리 양배추 등의 녹황색채소, 마른 멸치, 뱅어포, 마른 새우 등의 건어물, 고등어, 정어리, 미꾸라지, 꽁치 등의 생선이 있다.

- 뇌를 발달시키는 엄마의 10가지 습관 -

1. 씹는 반찬을 준비한다. 씹을수록 턱뼈도 단단해지고 치아도 건강해진다. 침샘도 같이 발달해서 입 안에서 소화액 분비가 촉진되고 위의 부담도 줄어들게 된다. 소화가 안 되고 치아가 약할수록 오래 씹을 수 있는 음식, 빵과 케이크보다는 감자, 고구마, 견과류가 좋다.

2. 되도록 밀가루를 쓰지 않는다. 밀가루가 나쁜 것은

아니지만 문제는 신토불이. 국산 밀은 없다고 보는 게 현실이다. 수입된 밀은 방부제 덩어리라고 봐야 한다. 가루가 필요한 요리도 밀가루 대신 쌀가루나 녹말을 이용하면 된다.

3. 식용유를 줄인다. 식용유를 사용하다 보면 지방을 줄일 수 없기 때문이다. 또, 정제 식용유에는 미네랄이 거의 없다. 미네랄이 부족할 경우 미각 신경이 둔화된다. 볶거나 튀기는 요리는 가급적 피하되 필요한 경우 참기름이나 들기름을 쓴다.

4. 궁합이 맞는 음식을 함께 먹인다. 음식궁합만 잘 이용해도 배 이상의 효과를 낼 수 있다. 미역과 두부, 딸기와 우유, 육류와 김치, 멸치와 사과 등이 대표적으로 궁합이 맞는 음식이다.

5. 마실거리도 중요하다. 성장기 아이들은 신진대사가 활발하므로 수분 필요량이 많다. 그런데 탄산음료나 시판 주스를 마실 경우 불필요한 당분을 섭취하게 된다. 우유나 과일즙을 갈아주도록 한다.

6. 발효식품을 먹인다. 대표적인 발효식품으로는 김치와 장류 그리고 요구르트, 치즈 등을 들 수 있다. 김

치와 장류는 짜거나 맵기 때문에 아이에게 맞게 따로 만들어주는 것이 좋고, 그보다 쉽게 먹일 수 있는 요구르트와 치즈를 먹일 때에는, 플레인 요구르트나 첨가물이 들어 있지 않은 치즈를 선택하는 것이 좋다.

7. 재료는 한끼 분량으로 준비한다. 대형 할인점의 영향으로 식재료를 대량으로 구입하는 추세지만 식재료는 그날 사서 그날 먹는 것이 가장 바람직하다. 냉장고를 과신하면 병든다.

8. 아이의 식사를 돕는 방법을 찾는다. 식사 전 운동과 식후 적당한 활동은 각각 식사량과 소화에 도움을 준다. 또, 밥에 집중하도록 식사 시간 전에 하던 활동들을 미리 끝내도록 단호하게 대처한다.

9. 억지로 먹이지 않는다. 배가 고프면 밥을 먹기 마련이다. 특정 음식을 거부할 경우에는 호감을 갖도록 좋아하는 음식과 섞거나 조리법을 달리해서 익숙해지게 한다.

10. 아이가 섭취한 영양소 양을 체크한다. 아이에게는 양보다 질이 중요하다. 성장식에서 가장 중요하면서도 귀찮고 어려운 것이 바로 고른 영양 섭취를 하도

록 하는 것이다. 한끼 한끼 아이가 먹는 영양소를 체크하고 부족한 것들을 채워야 한다.

- 뇌를 발달시키는 아이의 10가지 습관 -

1. 긴장과 스트레스를 이완한다- 편안히 누워 힘을 빼고 조용히 눈을 감고 숨을 천천히 쉬도록 하며 정신을 몸의 한 부분에 집중시켜 생각하는 것을 온몸을 돌아가며 하도록 한다.

2. 뇌 전환을 훈련한다- 기억하려는 내용을 이미지화하여 머리 속에 새기면 쉽게 잊어버리지 않는 특징이 있다. 좌우뇌를 같이 사용하면 독립적인 기능 외의 또 다른 결과를 얻을 수 있다. 또 양쪽 뇌를 사용하면 한쪽 뇌에 대한 부담이 가벼워져 피로하지도 않다. 즉 음악을 들으면서 글씨 쓰기, 공상을 하면서 시 쓰기, 이야기를 하면서 그림 그리기, 영화를 본 후 얘기하기 같은 것을 계속하면 좋은 뇌 전환 훈련이 된다.

3. 왼쪽 몸을 자주 사용한다- 일반적으로 오른손잡이는 좌뇌가 발달해 있고 왼손잡이는 우뇌가 발달해 있다. 이는 몸의 신경체계가 좌우로 엇갈려 있기 때문. 따

라서 평소 잘 쓰지 않는 쪽의 몸을 움직이면 발달이 덜 된 뇌에 자극이 가게 하는 것이다. 가방을 왼쪽으로 들고, 전화를 왼손으로 받고, 컵을 들 때도 왼손으로 들면 우뇌에 큰 도움이 된다.

4. 음악으로 활기를 불어넣는다- 클래식 음악은 우뇌적인데 반해 대중가요는 좌뇌적이다. 음악은 사람의 마음을 편안하게 하고 정신을 안정시키기 때문이다.

5. 혈액순환을 시킨다- 어려서부터 머리를 자주 사용해야 뇌의 회로가 증가하고 기능이 발달하여 우수한 지능을 가지게 된다. 이 뇌의 회로를 증가시키기 위해서는 혈액순환이 좋아야 한다.

6. 잠으로 뇌를 지킨다- 하루 종일 지쳤던 뇌를 수면으로 쉬게 함으로써 스트레스를 풀어주고 그 다음날 뇌 활동의 필요한 에너지를 축적시킨다.

7. 이미지 업으로 향상시킨다- 자신이 원하는 미래의 성공한 모습 장면을 머릿속에 지속적으로 그려봄으로써 자신의 능력을 최대한 신장시킬 수 있다.

어떤 사건이나 그림, 과거나 미래를 머릿속에 그려보는 것은 창조력, 창의력과 직결되며 이는 곧 능력향상의 열쇠이다.

8. 식스센스를 모두 사용한다- 요한스트라우스의 왈츠, 푸른 강 위에 떠있는 오리, 부드러운 순두부, 막 끓인 모과차의 향기, 푹신한 양탄자를 생각해 보라. 이를 통해 느끼게 되는 감각들이 바로 오감이다. 뇌는 외부로부터 오는 감각자극을 받아들여 반응하는 과정에서 발달하기 때문에, 오감을 자주 사용하면 뇌가 활발해진다.

9. 특정한 부분을 기억 한다- 스치는 많은 사람들 중 얼굴이 완전히 익은 사람도 있지만, 잘 기억이 나지 않는 사람도 있다. 사람의 얼굴을 인식하는 것은 특징을 잡아 조합하여 기억하는 것이다. 이것이 바로 패턴인식이다. 패턴 인식력은 문제의 핵심을 파악하고 집중력, 기억력, 직관력, 종합력 등을 증진시킬 수 있기 때문에 문제 해결력을 향상시킨다. 장기나 바둑, 오목을 통해 키울 수 있다.

10. 유머 감각을 키운다- 유머감각을 키우면 독창적인 아이디어들이 자신도 모르는 사이에 개발되고, 비언어적 매체를 이용하여 유창성과 융통성을 발휘하

게 되며 제스추어, body language 등 표현력이 높아
지고, 비형식적 언어에 있어서 사고하는 이미지가 풍
부해진다.

출처 : 국민일보 이윤원 기자(쿠키뉴스 2006-04-06))

3) 건강의 관건, 오백(五白) 식품의 절제

흰 쌀, 흰 밀가루, 흰 설탕, 흰 정제염, 흰 화학조미료를
오백식품이라고 한다. 이들 오백식품은 흰색이 될 때까지
여러 가공공정을 거치면서 고유의 영양소가 파괴된 식품들
이다. 오백식품은 많이 섭취할 경우 몸에 노폐물이 생기고
면역력이 떨어져 각종 성인병 유발에 원인이 되는 해로운
식품으로 섭취를 자제하는 것이 좋다. 그렇다면 왜 나쁜지
그 문제점에 대해 자세히 알아보자.

• 흰 쌀

도정하지 않은 원래의 쌀은 영양적으로 다른 곡류와 비

교할 수 없을 정도로 훌륭한 기능을 갖고 있다. 하지만 수차례의 도정 과정을 거친 흰 쌀은 벼가 갖고 있는 비타민, 미네랄, 섬유질, 필수지방산 등 각종 영양소가 파괴된 것이다. 도정된 흰 쌀의 주성분은 탄수화물이 79%를 차지한다.

이 탄수화물이 곧바로 당질 곧 설탕 성분이 되며, 한 공기의 흰 쌀을 먹는 것은 설탕 한 공기를 먹는 것과 다르지 않다. 설탕에 버금가는 백미는 우리의 혈액이 되고 곧 당뇨의 원인이 된다.

• 흰 밀가루

영양 성분이 제거되고 하얗게 도정되고 정제된 상태에서 온갖 화학물질이 검출되는 지금의 밀가루는 건강에 심각한 영향을 줄 수밖에 없다. 국내에 유통되고 있는 밀가루들은 대부분 수입 밀가루로 여기에는 농약과 화학비료, 방부제와 살충제, 표백제 등 화학물질이 다량 함유되어 있다.

또한 밀가루에 들어 있는 글루텐이 에소루핀이라는 알레르기 물질을 만들어 지방의 영양 대사를 교란시키고, 그 밖에 소화불량, 복부팽만감, 복통과 두드러기, 두통과 호흡곤란 같은 알레르기와 신체장애를 야기한다.

• 흰 설탕

설탕의 경우 불완전 연소되면 중성지방으로 변해 비만은 물론 지방간, 고지혈증, 동맥경화, 심근경색, 당뇨병, 중풍, 집중력 저하를 일으킨다. 설탕을 다량 섭취하면 집중이 안 되고 불안정한 상태가 되며 참을성이 부족해지고 기억력이 떨어진다는 연구 결과들이 속속 보고되고 있다. 특히 설탕은 직접 먹지 않더라도, 평소 수많은 가공식품에 함유되어 있는 설탕과 인공감미료를 무의식적으로 섭취하고 있기 때문에 특히 더 각별한 주의가 필요하다.

• 흰 소금

소금의 주성분은 염화나트륨으로 체내에서 체액의 균형 유지를 위해 꼭 필요한 성분이다. 하지만 과잉섭취하면 소금의 주성분인 나트륨(sodium)이 고혈압 등의 질병과 관계되기 때문에, 혈압이 높거나 신장병 환자는 소금의 양을 제한해야 한다.

소금은 제조 방법에 따라 천일염, 정제염, 재제염, 가공염(구운 소금, 죽염 등) 등으로 나뉘며, 이 중 지나친 정제가 들어간 맛소금은 피하는 것이 좋다.

• 흰 화학조미료

여러 실험 결과 화학조미료는 호흡마비와 신경쇠약, 심한 두통 등을 동반하는 것으로 알려져 있다. 한 예로 L-글루타민산 나트륨은 화학적 추출과정을 거쳐 만든 결정체로, 무력감, 두통, 발열, 뒷목이 뻐근하며 가슴이 조이는 느낌, 구역질을 유발하는 등의 1차적 증상뿐 아니라 뇌손상, 천식 같은 질환과 암과의 연관성도 유력하다.

특히 화학조미료는 최근 식생활의 변화로 인한 인스턴트와 레토르트 식품의 이용 급증, 잦은 외식에 따라 의도치 않게 더욱 과다 섭취되고 있다. 따라서 가정에서 음식을 할 때는 가급적 화학조미료의 사용을 피하고 외식을 줄이는 것이 중요하다.

다음 장에서는 현대인의 건강을 위해 매일 섭취하고 있는 건강기능식품에 대해 자세히 알아보자.

3장 건강기능식품 바로 알고 섭취하자

1) 건강기능식품이란 무엇인가?

노년인구가 증가하고 식품산업과 현대의학이 발달됨에 따라 식품의 영양학적 기능, 생리학적 기능에 초점을 맞춘 예전에는 생각지 못하였던 새로운 형태의 식품이 개발되고 있으며 소비자들은 식품의 기능에 관한 수없이 많은 정보에 노출되고 있다. 그러나 그 이면에는 잘못된 정보와 그에 대한 맹신, 이익에 대한 욕심으로 소비자와 산업계 모두 피해를 보고 있는 것 또한 사실이다.

이에 건강기능식품의 올바른 사용을 위해 '건강기능식품에관한법률'이 제정되었고, 시행령, 시행규칙, 각종 고시가 제정되어 2004. 1. 31일부터 본격적으로 시행되었다. '건강기능식품에관한법률'에 따르면, 건강기능식품이란 인체에 유용한 기능성을 가진 원료나 성분을 사용하여 정제 ·

캡셀 · 분말 · 과립 · 액상 · 환 등의 형태로 제조 · 가공된 식품이다.

건강기능식품은 인체의 구조 및 기능에 대하여 영양소를 조절하거나 생리학적 작용 등과 같은 보건 용도에 유용한 효과를 얻을 목적으로 섭취하는 것으로, 식품의약품안전청이 동물시험, 인체시험 등 과학적 근거가 있는 제품을 심사하여 인정한 기능성원료로 만든 제품이다.

· 건강기능식품의 기능성

건강기능식품의 '기능성'은 인체의 구조 및 기능에 대하여 영양소를 조절하거나 생리학적 작용 등과 같은 보건용도에 유용한 효과를 얻는 것을 말한다.

『건강기능식품에 관한법률』제3조(정의)에 의한 표시

기능성 등급	기능성 내용	기능성을 가진 원료 또는 성분
영양소 기능	인체의 성장 · 증진 및 정상적인 기능에 대한 영양소의 생리학적 작용	영양소
생리활성 기능	인체의 정상기능이나 생물학적 활동에 특별한 효과가 있어 건강상의 기여나 기능향상 또는 건강유지 · 개선을 나타내는 기능	기능성 원료
질병발생 위험감소 기능	질병의 발생 또는 건강상태의 위험감소와 관련한 기능	

2) 우리나라 식약청이 허용한 건강기능식품이란

(1) 영양보충용제품

■주원료 : 단백질, 비타민, 무기질, 아미노산, 지방산, 식이섬유 중 영양소 1종 이상

■기능성 내용

- 단백질 : 근육, 결합조직 등 신체조직의 구성성분, 건강증진 및 유지, 단백질 대사균형에 도움, 영양보급, 영양부족 개선

- 비타민A : 동물성식품에 함유되어 있으며 녹황색의 식물성식품에는 체내에서 비타민A의 전구체인 카로테노이드의 형태로 들어 있음, 눈의 간상세포에서 물체를 볼 수 있게 해주는 색소(로돕신)를 합성하는 데 비타민A가 필요, 눈의 영양보급

- 비타민B₁ : 곡류(당질) 섭취량이 많을수록 비타민B₁의 필요량이 증가, 에너지 대사에 관여(당질의 적절한 대사를 촉진시켜 음식으로부터 에너지를 만들도록 도움)

- 비타민B₂ : 탄수화물, 단백질, 지방 등이 산화되어 에너지를 발생할 때 작용하는 효소의 작용을 도움

- 비타민B$_6$: 아미노산 대사에 관여, 헤모글로빈의 구성성분인 헴 합성과정에 관여함

- 비타민B$_{12}$: 핵산 합성과 조혈작용에 관여함, 적혈구 형성에 보조적인 역할을 함

- 비타민C : 수용성비타민의 하나로 항산화작용을 하며 균형잡힌 식사를 통해 적절한 비타민C를 섭취하도록 권장하고 있음, 항산화작용[세포손상을 유발시키기도 하는 자유기(유해산소)로부터 인체를 보호함

- 비타민D : 뼈의 형성에 도움, 장관에서 칼슘의 흡수를 도움, 칼슘의 대사를 촉진시켜 칼슘이 체외로 배설되지 않도록 칼슘의 재흡수를 도움

- 비타민E : 항산화 작용(세포막의 구조성분인 불포화지방산이 파괴되는 것을 막아 세포의 손상을 예방함), 비타민E첨가 시 지방산들의 산화를 막음

- 비타민K : 비타민K 공급이 충분치 않으면 혈액응고가 지연됨

- 나이아신 : 에너지대사에 관여, 산화환원작용

- 비오틴 : 지방, 단백질, 글리코겐 합성에 관여

- 엽산 : 세포, 특히 적혈구 형성에 필요한 장관의 기능

유지

- 판토텐산 : coenzyme A와 acyl carrier protein(ACP)의 구성성분으로 체내에서 지방산의 합성과 대사 및 pyruvate과 αketoglutarate 산화등의 반응에 관여

- 구리 : 영양보급

- 마그네슘 : 골격, 체액의 구성성분

- 망간 : 영양보급

- 몰리브덴 : 영양보급

- 셀렌 : 항산화 영양소로써 비타민E와 함께 체내에서 지질의 산화를 방지하고 세포막을 보호해줌

- 아연 : 인체의 모든 조직에 존재하는 미량원소, 핵산과 아미노산의 대사에 관여

- 요오드 : 갑상선호르몬의 구성성분

- 철보 : 적혈구의 성분으로 산소를 운반함, 헤모글로빈, 미오글로빈의 성분

- 칼륨 : 영양보급

- 칼슘 : 체내 칼슘의 대부분(99%)은 골격과 치아에 존재하고 극히 일부(1%)가 세포와 세포 내외의 체액에 존재하면서 신체의 생리조절 기능을 수행함, 골격과 치아의 구성

성분(뼈와 이를 구성함), 칼슘부족 예방, 성장발육 도움

  - 크롬 : 영양보급

  - 아미노산 : 영양보급

  - 지방산 : 영양보급

  - 식이섬유 : 배변활동 원할, 체중감량에 도움, 지방흡수 저하, 지방합성저해, 체지방분해(단, 가르시니아캄보지아 껍질 추출물 함유 시)

(2) 인삼제품

- 주원료 : 인삼

- 유형 : 인삼농축액, 인삼농축액분말, 인삼분말, 인삼성분함유제품

- 기능성 내용 : 원기회복, 면역력증진, 자양강장에 도움

(3) 홍삼제품

- 주원료 : 홍삼

- 유형 : 홍삼농축액, 홍삼농축액분말, 홍삼분말, 홍삼성분함유제품

- 기능성 내용 : 원기회복, 면역력증진, 자양강장에 도움

(4) 뱀장어유제품

- 주원료 : 뱀장어유

- 유형 : 뱀장어유제품

- 기능성 내용 : 건강증진 및 유지, 영양보급

(5) EPA/DHA 함유제품

- 주원료 : 에이코사펜타엔산(EPA) 또는 도코사헥사엔산(DHA)

- 유형 : EPA함유제품, DHA함유제품, EPA 및 DHA 함유제품

- 기능성 내용

- EPA함유제품 : 콜레스테롤 개선에 도움, 혈행을 원활히 하는데 도움

- DHA함유제품 : 두뇌·망막의 구성성분, 두뇌영양공급에도 도움

(6) 로얄제리제품

- 주원료 : 로얄젤리

- 유형 : 생로얄젤리, 동결건조로얄젤리, 로얄젤리제품

- 기능성 내용 : 영양보급, 건강증진 및 유지, 고단백식품

(7) 효모제품

■ 주원료 : 식용효모 또는 식용효모추출물

■ 유형 : 건조효모, 건조효모제품, 효모추출물제품

■ 기능성 내용 : 영양의 불균형 개선, 영양공급원, 건강증진 및 유지, 신진대사 기능

(8) 화분제품

■ 주원료 : 화분 또는 화분추출물

■ 유형 : 화분, 화분추출물, 화분제품, 화분추출물제품

■ 기능성 내용 : 영양보급, 피부건강에 도움, 건강증진 및 유지, 신진대사 기능

(9) 스쿠알렌함유제품

■ 주원료 : 스쿠알렌

■ 유형 : 스쿠알렌, 스쿠알렌함유제품

■ 기능성 내용 : 산소공급의 원활화, 피부건강에 도움, 신진대사 기능

(10) 효소함유제품

■ 주원료 : 건강기능식품의 원료에 미생물을 배양시켜 효소를 다량 함

유하게 한 것을 주원료로 함

■유형 : 곡류효소함유제품, 배아효소함유제품, 과 · 채류효소함유제품, 기타식물효소함유제품

■기능성 내용 : 신진대사 기능, 건강증진 및 유지, 연동작용 및 배변에 도움(식이섬유 다량함유시), 체질개선

(11) 유산균함유제품

■주원료 : 유산간균, 유산구균, 비피더스균

■유형 : 유산균, 비피더스균, 유산균이용제품, 비피더스균이용제품, 혼합유산균이용제품

■기능성 내용 : 유익한 유산균의 증식, 장내 유해미생물의 억제, 장내 연동운동, 정장작용

(12) 클로렐라제품

■주원료 : 클로렐라원말

■유형 : 클로렐라원말, 클로렐라제품

■기능성 내용 : 단백질 공급원, 체질개선, 영양보급, 핵산 및 단백질, 엽록소, 섬유소 등 성분 함유, 건강증진 및 유지

(13) 스피루리나제품

- ■주원료 : 스피루리나원말
- ■유형 : 스피루리나원말, 스피루리나제품
- ■기능성 내용 : 필수 아미노산의 공급원, 단백질 공급, 영양공급, 생리 활성성분 함유, 건강증진 및 유지

(14) 감마리놀렌산함유제품

- ■주원료 : 감마리놀렌산함유유지
- ■유형 : 감마리놀렌산함유유지, 감마리놀렌산함유제품
- ■기능성 내용 : 필수지방산의 공급원, 콜레스테롤 개선에 도움, 혈행을 원활히 하는 데 도움, 생리활성물질 함유

(15) 배아유제품

- ■주원료 : 배아유
- ■유형 : 배아유, 천연토코페롤강화배아유, 배아유제품, 천연토코페롤강화유제품

(16) 배아제품

- ■주원료 : 배아

- 유형 : 쌀배아, 밀배아, 쌀배아제품, 밀배아제품, 배아혼합제품
- 기능성 내용
  - 밀배아(제품) : 항산화작용, 생리활성성분 함유, 신진대사 기능
  - 쌀배아(제품) : 영양보급

(17) 레시틴제품

- 주원료 : 레시틴
- 유형 : 대두레시틴제품, 난황레시틴제품
- 기능성 내용 : 콜레스테롤 개선에 도움, 두뇌영양공급, 항산화작용, 혈행을 원활히 하는 데 도움

(18) 옥타코사놀함유제품

- 주원료 : 옥타코사놀
- 유형 : 옥타코사놀, 옥타코사놀함유제품
- 기능성 내용 : 건강증진 및 유지, 지구력 증진

(19) 알콕시그리세롤함유제품

- 주원료 : 알콕시글리세롤함유유지

- 유형 : 알콕시글리세롤함유유지, 알콕시글리세롤함유제품
- 기능성 내용 : 유아성장에 도움, 생리활성 성분 함유, 신체저항력 증진

(20) 포도씨유제품

- 주원료 : 포도씨유
- 유형 : 포도씨유, 포도씨유제품
- 기능성 내용 : 항산화 작용, 필수 지방산 공급원

(21) 식물추출물발효제품

- 주원료 : 식물추출물발효물
- 유형 : 채소류, 과일류, 종실류, 해조류 등 식용식물을 압착 또는 당류의 삼투압에 의해 얻은 추출물을 자체발효 또는 유산균·효모균 등의 접종에 의하여 발효시켜 식용유래성분과 발효생성물을 섭취에 적합하도록 제조·가공한 것
- 기능성 내용 : 건강증진 및 유지, 체질개선, 영양공급원

(22) 뮤코다당·단백제품

- 주원료 : 뮤코다당·단백

■ 유형 : 뮤코다당·단백, 뮤코다당·단백제품

■ 기능성 내용 : 연골의 구성성분, 건강증진 및 유지, 영양보급

(23) 엽록소함유제품

■ 주원료 : 엽록소가 풍부한 식용 식물류를 식용에 적합하도록 가공한 것

■ 유형 : 맥류약엽엽록소원말, 알팔파엽록소원말, 해조류엽록소원말, 기타식물류엽록소원말, 맥류약엽엽록소함유제품, 알팔파엽록소함유제품, 해조류엽록소함유제품, 기타식물류엽록소함유제품

■ 기능성 내용 : SOD 함유, 유해산소의 예방, 피부건강에 도움, 건강증진 및 유지

(24) 버섯제품

■ 주원료 : 버섯의 자실체 또는 균사체

■ 유형 : 버섯자실체제품, 버섯균사체제품

■ 기능성 내용 : 혈행을 원활히 하는 데 도움, 생리활성 물질 함유, 건강증진 및 유지

(25) 알로에제품

■ 주원료 : 식용알로에 품종의 잎을 식용에 적합하도록 가공한 것

■ 유형 : 알로에겔, 알로에겔농축액, 알로에겔 분말, 알로에착즙액, 알로에분말, 알로에겔제품, 알로에착즙액제품, 알로에겔분말제품, 알로에분말제품

■ 기능성 내용 : 장운동에 도움, 면역력 증강기능, 위와 장건강에 도움, 피부건강에 도움(알로에베라), 배변활동에 도움(아보레센스)

(26) 매실추출물제품

■ 주원료 : 매실추출물

■ 유형 : 매실추출물, 매실추출물제품

■ 기능성 내용 : 유해균의 번식억제, 피로회복에 도움, 유기산 작용, 알칼리성 생성식품

(27) 자라제품

■ 주원료 : 양식한 자라를 식용에 적합하도록 가공한 것

■ 유형 : 동결건조자라분말, 열풍건조자라분말, 자라유, 자라분말제품, 자라유제품

■ 기능성 내용

- 자라분말(제품) : 건강증진 및 유지 영양보급, 단백

질 공급원, 신체기능의 활성화, 체력증진, 체력보강

- 자라유(제품) : 영양보급

(28) 베타카로틴함유제품

- 주원료 : 식물 · 조류추출베타카로틴
- 유형 : 조류추출카로틴함유제품, 녹엽식물추출카로틴함유제품, 당근추출카로틴함유제품
- 기능성 내용 : 비타민A의 전구체, 항산화작용, 유해산소의 예방, 피부건강 유지

(29) 키토산함유제품

- 주원료 : 키토산분말
- 유형 : 키노산분말, 키토산함유제품
- 기능성 내용 : 콜레스테롤 개선에 도움, 항균작용, 면역력 증강기능

(30) 키토올리고당함유제품

- 주원료 : 키토올리고당분말
- 유형 : 카토올리고당분말, 키토올리고당함유제품
- 기능성 내용 : 콜레스테롤 개선에 도움, 항균작용, 면역력 증강기능

(31) 글루코사민함유제품

- ■ 주원료 : 글루코사민분말

- ■ 유형 : 글루코사민분말, 글루코사민함유제품

- ■ 기능성 내용 : 관절 및 연골의 구성성분, 관절 및 연골을 튼튼히 하는 데 도움을 줌, 관절 및 연골 건강에 도움

(32) 프로폴리스추출물제품

- ■ 주원료 : 프로폴리스추출물

- ■ 유형 : 프로폴리스추출물, 프로폴리스추출물제품

- ■ 기능성 내용 : 항균작용, 항산화작용

참조 : 한국건강기능식품협회, 경희대학교 정세영 건강기능식품 공전

3) 세계인이 섭취하고 있는 건강기능식품은

건강기능식품은 나라마다 명칭이 다르고 관리 범주도 식품 또는 의약품으로 나뉘어 있다. 건강기능식품 시장규모는 세계적으로 꾸준히 증가하고 있으며 앞으로도 큰 변동 없이 증가 추세를 유지할 것으로 보인다. 2009년의 국가별

기능성 신제품 출시숫자를 보면 미국이 1,300종으로 가장 많았고 그 다음으로 중국, 일본, 영국의 순으로 많았다. 이는 전해에 비해 40%나 증가한 것으로, 제품 분야별로 보면 소화 관련한 기능성식품이 1,700종으로 가장 많고 체중조절이 1,500종으로 두 번째이며, 심혈관 제품, 면역증강 제품, 뼈 건강 제품, 뇌, 정신, 기억력 증강 제품과 미용제품의 순이다.

〈세계 기능성식품 시장을 주도하는 기능성분야 및 주요 제품〉

기능성	주요 제품	비고
소화 건강 (digestive health) 관련 제품	프리바이오틱(prebiotic), 프로바이오틱(probiotic), 요구르트, 유제품(비피더스, 유산균 제품)들이고 요즘은 초콜릿, 과자, 주스	미국시장은 프로바이오틱 제품의 전파가 다른 곳에 비해 느린 편이지만 역시 증가하는 추세
체중조절 제품 군	신진대사를 촉진시키는 섬유소, L-카르니틴 성분 등. 소프트드링크에 가장 많이 응용됨	
심혈관 건강 관련 제품	베타글루칸(betaglucan), 파이토스테롤(pythosterol), 오메가3(omega-3)같은 제품을 포함 고혈압을 방지하는 펩타이드 종류가 관심 받고 있음	전 세계 110억 달러 규모로 미국이 가장 큰 시장이고 유럽 시장도 커지고 있음

기능성	주요 제품	비고
면역력을 증강시키는 제품군	프로바이오틱 유제품, 비타민첨가 드링크, 녹차추출물 드링크 등. 프로바이오틱과 항산화제와 비타민을 통합시킨 제품들도 나옴	2009년 신종플루와 맞물려 많이 성장
에너지 드링크 제품군	카페인보다는 인삼, 알로에, 캐모마일 같은 천연성분이 들어간 것에 대한 관심이 높음. 안티에너지 드링크라고 각성 효과보다는 긴장 이완효과를 주는 음료도 출시	꾸준한 성장세 정신을 맑게 해준다는 GABA 함유 차와 과일 주스도 일본과 미국에서 많이 출시
정신집중, 기억력 증강이나 감정조절과 같은 제품군	DHA가 첨가된 빵과 우유, 은행추출물, Coenzyme Q10이 첨가된 드링크, 녹차 주출물이 들어가 긴장을 이완시켜주는 음료 등	
뼈나 관절 건강 관련제품	글루코사민과 칼슘이 들어 있는 영양제, 보통 요구르트에 비해 칼슘이 2배나 많은 요플레, 네슬레에서 올해 출시된 고령자 타겟의 칼슘과 비타민D 드링크, 오렌지 쥬스에 칼슘 첨가	

출처: 세계의 기능성 식품 시장 : 2010년과 미래(The global functional food market 2010 & beyond), 스위스 비타푸드 컨퍼런스 자료에서 인용

4) 내 몸에 맞는 건강기능식품이란?

건강기능식품은 일반 음식물 섭취에서 결핍되기 쉬운 영양소나, 인체에 유용한 기능을 가진 원료를 함유해 건강을 유지하는 데 도움을 주는 식품이다. 따라서 무조건 많은 건강기능식품을 섭취하기보다 자신의 식습관과 영양 상태를 고려해 부족한 영양을 채워줄 수 있는 적절한 건강기능식품을 선택하는 것이 중요하다. 같은 약이라도 사람에 따라 처방이 달라지고 효과가 다르듯이 같은 건강기능식품도 사람에 따라 그 효과가 다르게 나타난다.

자신에게 부족한 기능을 살피고 부족한 기능을 보충해주는 영양·기능을 포함한 제품을 선택해야 한다. 다음은 기능에 따라 도움이 되는 제품 종류를 정리해 놓은 것이다. 이를 바탕으로 자신의 증상에 필요한 건강기능식품의 영양·기능을 판단할 수 있다.

■ 혈중지질 조절 - 오메가-3 지방산함유유지, 감마리놀렌산함유유지, 레시틴, 식물스테롤/식물스테롤에스테르, 구아검/구아검가수분해물, 글루코만난, 귀리식이섬유,

대두식이섬유, 옥수수겨식이섬유, 이눌린/치커리추출물, 차전자피, 키토산/키토올리고당, 홍국, 대두단백, 알로에추출물분말 N-932, 알로에복합추출물분말-932, 스피루리나, 유니벡스대나무잎추출물, PMO 정어리정제어유, 폴리코사놀-사탕수수왁스알코올, 식물스타놀에스테르, 아마인

■혈행개선 - 홍삼, 오메가-3 지방산함유유지, 감마리놀렌산함유유지, 영지버섯자실체추출물, PMO 정어리정제어유, 피크노제놀-프랑스해안송껍질추출물

■혈압 건강 유지 - 정어리펩타이드, 가쯔오부시올리고펩타이드, 카제인가수분해물, 올리브잎주정추출물 EFLA943

■관절 및 연골 건강 - 글루코사민, N-아세틸글루코사민, 결정유기황, 뮤코다당·단백, KD-28 복합추출분말, 씨스팜리프리놀-초록잎홍합추출오일복합물, 유니베스틴케이황금등복합물, 로즈힙분말, MSM(Dimethylsulfone), 바이오이소플라본

■혈당조절 - 구아검/구아검가수분해물, 귀리식이섬유, 난소화성말토덱스트린, 대두식이섬유, 밀식이섬유, 옥수수

겨식이섬유, 이눌린/치커리추출물, 호로파종자, 바나바주정추출물, 피니톨, 씨제이홍경천등복합추출물, 구아바잎, 솔잎증류농축액, 탈지달맞이꽃종자주정추출물, 콩발효추출물, PMO알부민

■ 체지방 감소 - 씨제이 히비스커스등복합추출물, CLA(Conjugated linoleic acid), 그린마떼추출물, 가르시니아캄보지아껍질추출물, APIC 대두배아열수추출물등복합물

■ 배변활동 - 알로에전잎, 구아검/구아검가수분해물, 글루코만난, 난소화성말토덱스트린, 대두식이섬유, 목이버섯, 밀식이섬유, 보리식이섬유, 아라비아검, 이눌린/치커리추출물, 차전자피, 폴리덱스트로즈, 프락토올리고당, 프로바이오틱스, 대두올리고당, 라피노스, 분말한천, 이소말토올리고당

■ 장내 유익균 증식/유해균 성장억제 - 프락토올리고당, 프로바이오틱스, 대두올리고당, 라피노스, 이소말토올리고당

■ 면역력/신체저항능 -인삼, 홍삼, 알콕시글리세롤 함유 상어간유, 알로에겔, 게란티바이오Ge-효모, FK-23,

HemoHIM당귀혼합추출물, 표고버섯균사체 AHCC, L-글루타민

■**항산화 작용** - 엽록소함유식물, 스피루리나/클로렐라, 녹차추출물, 프로폴리스추출물, 스쿠알렌, 코엔자임 Q10, 끼꼬망포도종자추출물, 복분자주정추출폴리페놀 EA108, 유니벡스대나무잎추출물, PME-88 메론추출물, 피크노제놀-프랑스해안송껍질추출물

■**기억력/인지능력 개선** - 대두포스파티딜세린, 씨제이테아닌등복합추출물, 피브로인추출물BF-7, INM176참낭귀주정추출분말

■**눈 건강** - 루테인, 빌베리추출물, 헤마토코쿠스추출물

■**피부건강** - 엽록소함유식물, 스피루리나/클로렐라, 알로에겔, LG소나무껍질추출물등복합물, 히알우론산나트륨, N-아세틸글루코사민

■**피로회복** - 인삼, 홍삼, 매실추출물

■**지구력 증진, 운동수행능력 증진** - 옥타코사놀함유유지, 크레아틴

■**전립선 건강** - 쏘팔메토열매추출물

■**충치 발생 위험 감소** - 자일리톨

- 구강 내 항균작용 - 프로폴리스추출물
- 장건강 - 알로에겔
- 칼슘 흡수에 도움 - 프락토올리고당
- 간 기능 - 브로콜리스프라우트분말, 헛개나무과병추출분말, 표고버섯균사체추출물분말,
- 긴장완화 - 유단백가수분해물

▶ 음식궁합이 있듯이 건강기능식품에도 궁합이 있다

음식과 마찬가지로 건강기능식품도 함께 섭취했을 때 효능이 저해되거나 영양소 결핍이 나타나는 의약품이나 식품이 있다. 아직까지는 건강기능식품과 의약품을 함께 사용했을 때 심각한 부작용이 보고된 바는 없지만 의약품과 함께 건강기능식품을 섭취할 때 다음 사항을 고려하는 것이 좋다.

의약품	식 품
해열진통제(타이레놀)	음식물과 함께 섭취하면 흡수가 저해되므로 공복에 섭취하는 것이 좋다.
소염진통제(아스피린)	위장관을 자극할 수 있어 음식이나 우유와 함께 섭취하는 것이 좋다.

의약품	식 품
제산제(겔포스)	과일주스나 콜라와 함께 복용하면 위의 산도가 높아져 약효가 떨어진다.
신경안정제(디아제팜, 알프라졸람)	자몽주스 또는 카페인 함유 식품과 함께 사용하면 약효가 떨어지며 독성이 증가한다.
이뇨제	알로에와 함께 섭취하면 체내 칼륨량이 지나치게 감소될 수 있다.
혈액응고 저해제(와파린)	비타민 K, 클로렐라(비타민 K 함유)는 혈액응집작용을 촉진하므로 사용하면 약효가 떨어진다.
면역억제제 (사이클로스포린)	클로렐라, 스피루리나는 면역기능을 증진할 수 있으므로 함께 사용하면 약효가 떨어진다.
항생제(퀴놀론계, 테트라사이클린계)	마그네슘, 망간, 아연, 철, 칼슘은 퀴놀론계 또는 테트라사이클린계 항생제와 반응하여 불용성 화합물을 생성하므로 이들 의약품의 흡수를 저해할 수 있다.
당뇨치료제	나이아신과 함께 사용하면 약효가 떨어진다.
고혈압치료제	요오드, 칼륨을 angiotensin 전환요소 저해제 또는 angiotensin 수용체 차단제와 동시에 사용하면 고칼륨혈증의 위험을 높일 수 있다.
골다공증치료제	마그네슘, 칼슘, 철과 함께 사용하면 약효가 떨어진다.

5) 우리가 잘 모르는 건강기능식품 바로 알기

• 건강기능식품 이것만은 확인하자

대형유통매장, 약국, 인터넷쇼핑몰 등에서 수많은 건강 기능식품이 판매되고 있으며 그 수요는 점점 더 많이 증가하고 있다.

그런데 과연 우리는 건강기능식품을 올바로 이해하고 제대로 섭취하고 있는가? 막상 어떤 건강기능식품을 선택해야 할지 고민된다면 다음 사항을 확인하도록 한다.

(1) '건강기능식품' 표시를 확인한다

식품의약품안전청에서 인정·신고된 건강기능식품은 제품의 포장에 '건강기능식품'이라는 표시나 인증마크가 있다. 따라서 제품 앞면에 '건강기능식품'이라는 문구나 마크가 있는지 반드시 확인한다. 또한 수입품의 경우 한글로 표시되어 있지 않다면 식품의약품안전청을 거쳐 정식 수입된 것이 아니다.

(2) 나에게 필요한 제품인지 영양·기능 정보를 확인한다

영양 · 기능 정보는 식약청에서 평가된 내용이다. 건강기능식품은 식품의약품안전청에서 인정된 기능성만 표시할 수 있다. 뒷면에 표시된 제품의 기능 정보를 충분히 이해한 후 내게 맞는 제품인지 따져봐야 한다.

(3) 섭취량과 섭취 방법, 보관 방법을 확인 한다

건강기능식품은 일반 식품과 달리 정해진 섭취량과 섭취 방법이 있다. 확인하고 정량보다 많이 섭취하면 오히려 부작용이 나타날 수 있으므로 꼭 제안된 섭취량을 확인한다. 또한 안전을 위해 주의사항도 유심히 살피도록 한다. 만약 질병이 있어 치료 중이라면 의사와의 상담이 필요하다.

(4) 유통기한을 확인 한다

유통기한이 충분히 남았는지 확인하도록 한다.

(5) 허위 · 과대광고에 속지 않는다

건강기능식품은 영양 공급과 건강 증진에 도움을 주는 식품으로 질병 예방이나 치료를 위한 의약품과는 차이가 있다. 질병을 예방 · 치료하는 약이 아니므로 약을 대신할 수 없다. 따라서 기능성을 지나치게 강조한다거나 질병을 예방하고 치료할 수 있다고 주장하는 광고는 경계해야 한다. 특히 노인들에게 무료공연을 보여주면서 벌이는 허위·과대광고에 속지 않도록 하며 예뻐지고 싶은 여성의 심리를 교묘하게 이용하는 다이어트 제품의 허위·과대광고가 많으니 속지 않도록 주의한다.

〈예시〉

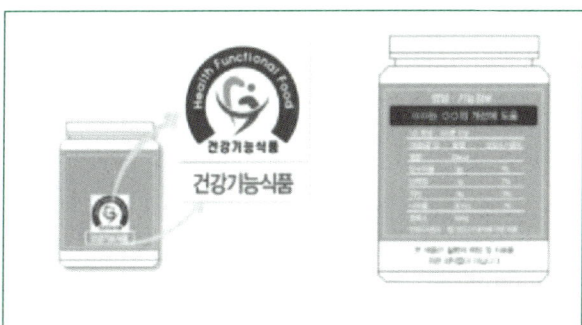

영양·기능정보
식사와 함께 섭취하면 당의 흡수를 억제시켜 식후 혈당조절에 도움을 줄 수 있습니다.
1회 분량: 1포(5g)

1회 분량당	함량	%영양소기준치
열량	0Kcal	
식이섬유	4g	16%

난소화성말토덱스트린 4g
※ %영양소기준치 : 1일 영양소기준치에 대한 비율

제품섭취 또는 사용방법
· 섭취량 및 섭취방법 : 1일 3회
· 1회 1포 식사와 함께 섭취하십시오.
※주의사항
· 섭취 시 주의사항 : 당뇨병의 치료 및 예방에 사용될 수 없으므로 당뇨병 치료가 필요한 경우에는 의사와 상담 하에 사용하여야 합니다.
· 보관방법 : 직사광선 및 고온 다습한 곳을 피하여 실온보관 및 유통하십시오

또한 건강기능식품을 구입할 때는 나에게 꼭 필요한 제품인지 한 번 더 확인해서 불필요한 상품을 충동구매하지 않도록 한다. 간혹 공짜를 빙자해 상품을 판매한 후 대금을 청구하는 경우도 있으니 이런 경우 섣불리 인적사항 및 카드번호 등을 알려주어서도 안 된다.

길거리에서, 전화로, 행사장이나 집에서 구입한 상품은 훼손되지 않았다면 〈방문판매 등에 관한 법률〉에 의해 14일 이내에 물품 구입 해약이 가능하니 자칫 잘못 구입했을 때 불이익을 당하지 않도록 한다.

만약 건강기능식품을 섭취하고 부작용이 있다면 소비자단체(http://www.hfcc.or.kr)에 도움을 구하거나 의사, 약사에게 부작용 증상을 상담한다. 서울 종로5가에 부작용신고 협력약국들이 있으니 그쪽에 문의해도 된다.

부정불량식품신고는 다음 사항을 확인하고 국번 없이 1339로 신고한다.

_ 제품 정보(제품명, 제조사, 판매사)

_ 부작용 정보(섭취량, 섭취기간, 보유질환, 부작용 증상 등)

_ 기타 정보(구입방법, 유통기한 등)

부정불량식품신고 때, 제품을 가지고 있다면 정확한 정보를 알 수 있어 더 도움이 된다.

• 건강기능식품에 사용할 수 없는 원료

건강기능식품에 사용할 수 없는 원료들도 있다. 사용금지원료는 '건강기능식품에 사용할 수 없는 원료 등에 관한 규정(식약청 고시)'에서 수록하고 있는 원료로서, 원료의 특성상 독성이 있거나 약리작용이 강해 건강기능식품으로 개발하여 사용하기에 적합하지 않은 원료이다. 마황과 같은 식물성원료 33종과 맥각과 같은 동물성원료 9종, 요힘빈과 같은 단일성분 31종, 기타 5종이 있다.

또한 비아그라의 실데나필과 같이 이미 허가된 의약품의 주성분도 건강기능식품에 사용할 수 없다. 건강기능식품에 사용할 수 없는 원료는 매년 식약청 연구 사업을 통해 확대되고 있으며, 외국에서 사용이 금지된 원료들과 새롭게 독성이 알려진 원료들에 대해 안전성 검토를 통해 사용금지원료를 추가하고 있다. 다음 장에서는 사용할 수 없는 원료에 대한 사항으로 꼼꼼히 체크해보기 바란다.

	식약청이 정한 건강기능식품에 사용할 수 없는 원료
식물성원료	감수(甘遂), 겔세민(Gelsemine), 견우자(牽牛子), 관동(款冬), 낙타봉(駱駝蓬), 다투라(Datura), 대극(大戟), 대황(大黃), 독미나리, 등황(藤黃), 디기탈리스(Digitalis), 마두령(馬兜鈴), 마전자(馬錢子), 마편초(馬鞭草), 마황(麻黃), 만년청(萬年靑), 면마(綿馬), 목단피(牧丹皮), 목방기(木防己), 목통(木桶), 반하(半夏), 방기(防己), 방풍(防風), 백굴채(白屈菜), 백부자(白附子), 백선피(白鮮皮), 베라트룸(Veratrum), 벨라돈나(Belladonna), 보두(寶豆), 복수초(福壽草), 부자(附子), 빈랑자, 사리풀(Henbane leaf), 상륙(商陸), 석류피(石榴皮), 세네키오(Senecio), 스코폴리아(Scopolia), 스트로판투스(Strophanthus), 앵속(罌粟), 얄라파(Jalapae), 영란(鈴蘭), 요힘베(Yohimbe), 운향풀(루타 그래베올랜스), 원화, 위령선(威靈仙), 인도사목(印度蛇木), 저백피(樗白皮), 천남성(天南星), 천초근, 청목향(靑木香), 초오(草烏), 카바카바(Kava kava), 카스카라사그라다(Cascara sagrada), 콜로신스(Colocynth), 콜키쿰(Colchicum), 키나(Quina), 탠지(Tansy), 토근(吐根), 투보쿠라린(Tubocurarine), 파두(巴豆), 팔각련(八角蓮), 해총, 행인(杏仁), 황백(黃栢)
동물성원료	건조갑상선(Dried thyroid), 담즙·담낭(Bile & gall bladder), 맥각(麥角, Ergot), 반묘(斑猫, Blister beetle), 사독(蛇毒, Venom), 사람의 태반(Human placenta), 사람의 혈액(Human Blood), 사향(麝香, Musk), 섬수(Toad Venom), 오공(蜈蚣, Scolopendrae Corpus)

식약청이 정한 건강기능식품에 사용할 수 없는 원료	
단일성분 등	갈란타민 또는 그 염류(Galanthamine or its salts), 네오스티그민 또는 그 염류(Neostigmine or its salts), 니코틴 또는 그 염류(Nicotine or its salts), 로벨린 또는 그 염류(Lobeline or its salts), 불보카프닌 또는 그 염류(Bulbocapnine or its salts), 브루신 또는 그 염류(Brucine or its salts), 빈블라스틴 또는 그 염류(Vinblastin or its salts), 빈크리스틴 또는 그 염류(Vincristin or its salts), 사비나유(Sabina oil), 세파란틴(Cepharanthin), 스트리크닌 또는 그 염류(Strychnin or its salts), 스파르테인 또는 그 염류(Sparteine or its salts), 아가리틴 또는 그 염류(Agaritine or its salts), 아레콜린 또는 그 염류(Arecoline or its salts), 아즈마린 또는 그 염류(Ajmaline or its salts), 아트로핀(Atropine), 아포모르핀 또는 그 염류(Apomorphine or its salts), 요힘빈 또는 그 염류(Yohimbine or its salts), 우스닌산 또는 그 염류(Usnic acid or its salts), 카이닌산(Kainic acid), 칼시토닌(Calcitonin), 코타르닌 또는 그 염류(Cotarnine or its salts), 콜키신 또는 그 염류(Colchicine or its salts), 트로파코카인 또는 그 염류(Tropacocaine or its salts), 파파베린 또는 그 염류(Papaverine or its salts), 피소스티그민 및 그 염류(Physostigmine or its salts), 필로카르핀(Pilocarpine), 호마트로핀 또는 그 염류(Homatropine or its salts), 휘발성 겨자유, 히드라스틴 또는 그 염류(Hydrastine or its salts), 히요스시아민(Hyoscyamine)
기타(발기부전 치료제 성분류)	실데나필(Sildenafil), 타다라필(Tadalafil), 바데나필(Vardenafil), 유데나필(Udenafil), 미로데나필(Mirodenafil) 등과 화학구조가 근원적으로 유사한 합성물질
방사성물질	병을 진단하거나 치료하기 위해 일시적으로 사용하는 방사성 동위원소를 함유하는 제제

건강 기능 식품이 우리 인체에 어떤 작용을 하고 있는지 자세히 알아보자.

1) 장 건강

사람의 장에는 100종류 이상, 약 100조 이상의 균이 살고 있다. 이 균들은 우리가 섭취한 음식물을 먹고 함께 살아가는데, 건강한 장은 장내 유익한 균과 같은 유해한 균의 비율에 따라 달라진다. 즉 장내에 유익균이 많고 유해균이 적은 바람직한 장내세균총이 자리 잡아야 건강한 장을 유지할 수 있다. 그러나 여러 이유로 인해 정상세균총의 균형이 깨지면 장이 제대로 기능을 못할 뿐만 아니라 설사가 유발되고 면역능력이 저하될 수 있다. 또한 우리가 섭취한 음식물은 위에서 음식물이 소화되고, 소장에서 대부분이 흡수되며, 대장에서 장내세균에 의하여 분해되어 배설되기 때문에 이 기능들이 적절하게 유지될 때 건강한 장이라고 할 수 있다.

• 장 건강에 도움을 주는 기능식품

유산균/비피더스균 등과 같은 유익한 균은 영양분을 가지고 유기산을 만들어 유해균의 성장을 방해하는 역할을 한다. 또한 유익한 균은 비타민을 생산하여 칼슘의 흡수를 도와주기도 한다. 그러나 대장균과 같은 유해한 균은 영양분을 가지고 유독물질(암모니아, 아민 등)을 만들어낸다. 이 유독물질이 다시 장에서 흡수되고 건강에 위험요인으로 작용한다.

깨끗한 장을 유지하려면 장내에 존재하는 음식 찌꺼기들이 원활하게 밖으로 배출되도록 하는 것이 중요하다. 즉 배변활동이 원활해야 깨끗한 장내 환경을 만들 수 있는데, 배설물의 양이 많아야 장벽을 자극하여 장의 연동운동이 촉진될 수 있다. 보통 섭취 음식의 종류에 따라 배설물의 양이 결정되는데, 소화가 되지 않아 수분을 많이 함유할 수 있는 식이 섬유가 내용물의 부피를 증가시켜 배설을 촉진시킬 수 있다.

유산균/비피더스균 : 장에 유익한 균을 공급한다. 유익한 균은 유기산을 만들어 장을 산성화시키는데 산성에 약한 유해균의 성장을 저해하여 바람직한 장내세균총이 자리 잡을 수 있도록 도와주는 것이다. 따라서 유해균이 생성하는 유독물질의 생성을 감소시키고, 비타민을 합성하여 영양소를 보충해 줄 수 있다.

식이섬유/프락토올리고당 : 소화되지 않는 당질은 소장에서 흡수되지 않고 대장에 도달한 후 유익한 균의 좋은 영양공급원이 된다. 따라서 식이섬유/프락토올리고당 등을 함유한 건강기능식품은 대장 내의 유익한 균의 성장을 촉진하고, 유해균의 성장을 방해하여, 장내 환경을 개선하는 데 도움을 줄 수 있다.

식이섬유/목이버섯 : 배변활동을 개선하여 장 건강에 도움을 줄 수 있다. 식이섬유 등 소화되지 않는 물질이 장내에 많아지면 배변양도 많아지고, 수분을 많이 함유하게 되어 원활한 배변활동에 도움을 유도한다. 목이버섯 등을 함유한 건강기능식품은 배변활동을 개선하여 장 건강에 도움을 준다.

장 건강에 도움을 주는 기능성 원료

프로바이오틱스(유산균), 프락토올리고당, 목이버섯, 알로에, 효소 등

장 건강에 해로운 요인

정제 설탕 및 인스턴트식품, 수분이 적은 과자류, 과도한 육식,

항생제 복용, 스트레스, 술과 담배

2) 콜레스테롤

콜레스테롤은 동물이 가지고 있는 지방의 일종으로 세포를 이루는 성분이다. 여러 기능을 조절하는 호르몬과 지방의 소화를 돕는 담즙의 재료로 쓰이며, 특히 뇌/전신 근육/혈액에 많이 분포되어 있는 우리 몸에 필수적인 물질이다. 음식으로 섭취되기도 하지만, 상당 부분 간에서 만들어진다. 식품으로 섭취되는 콜레스테롤의 양이 부족하면 간에

서 더 많이 만들어져 콜레스테롤을 조절하는 것이다. 콜레스테롤은 혈액을 돌면서 필요한 곳에 쓰이거나 담즙의 원료로 이용되어 장으로 배출된다. 그러나 조절능력이 떨어지거나 동물성 지방이나 가공식품을 과량 섭취할 경우, 콜레스테롤이 여러 기관(특히 혈관)에 축적되어 건강에 해롭다. 지단백 중 LDL은 혈관을 좁게 만들고 혈관의 기능도 떨어지게 하며, HDL은 혈액 중 떠도는 콜레스테롤, 특히 혈관벽에 붙은 콜레스테롤을 긁어 모아 간으로 이동시켜 준다. 그래서 혈관에 축적되는 LDL은 나쁜 콜레스테롤, 혈중 콜레스테롤을 낮추는 HDL은 좋은 콜레스테롤이라고 알려져 있다. 미국의 NCEP(National Cholesterol Education Program)에서는 혈중 총 콜레스테롤 수준은 200mg/dl 미만, LDL은 100mg/dl 미만, HDL은 60 mg/dl 이상으로 유지할 것을 권하고 있다. 또한 혈중 총 콜레스테롤 수준이 200~230 mg/dl 일 때 경계수준으로 분류하며, 이 경우 식이조절과 운동요법으로 정상 콜레스테롤을 유지하도록 노력해야 한다.

• 건강한 콜레스테롤에 도움을 주는 기능식품

건강한 콜레스테롤을 유지려면 콜레스테롤이 많이 함유된 식품(동물성 지방/난황/생선알/뱅어포 등) 섭취를 줄이는 것뿐만 아니라, 혈액 중에 LDL을 줄이고 HDL을 늘릴 수 있는 식품을 섭취하는 것도 중요하다. 즉 지방을 섭취할 경우 포화지방산이 많이 함유된 육류/버터/마가린/쇼트닝/팜유 등은 피하는 것이 좋으며, 불포화지방산이 많이 함유된 생선/콩기름/옥수수유/올리브유 등을 섭취하는 것이 좋다. 또한 콜레스테롤의 배출을 촉진할 수 있는 도정하지 않은 곡류(현미/통밀/보리 등)/콩/채소/과일의 섭취를 늘리는 것이 좋다. 적당한 운동은 콜레스테롤 조절에 많은 도움이 되며, 담배나 과식은 해로울 수 있다.

키토산/키토올리고당/식물스테롤 : 소장에서 흡수되기 어렵도록 콜레스테롤과 결합하거나 콜레스테롤과 구조가 유사하여 흡수를 방해할 수 있다. 이렇게 흡수되지 못한 콜레스테롤은 변으로 배출되므로 콜레스테롤의 수치를 낮추는 데 도움을 줄 수 있다.

홍국 : 우리 몸은 식품으로 섭취하지 않아도 콜레스테롤

을 만들 수 있다. 이 과정에서 특정 효소(HMG-CoA reductase)가 콜레스테롤을 만드는 속도를 조절한다. 홍국 등을 함유한 건강기능식품은 콜레스테롤 합성에 필요한 효소의 작용을 어렵게 하여, 콜레스테롤의 합성을 방해할 수 있다. 따라서 혈중 콜레스테롤의 수치를 낮추는 데 도움을 줄 수 있다.

감마리놀렌산/레시틴/대두단백 : 혈액 중의 LDL의 비율이 높으면 혈관 손상의 위험이 높고 HDL의 비율이 높으면 혈중 콜레스테롤 수치를 낮출 수 있다. 감마리놀렌산/레시틴/대두단백 등을 함유한 건강기능식품은 지단백(HDL, LDL 등)이 콜레스테롤을 운반하는 과정 중 여러 효소를 조절하여 혈중 HDL의 수치를 높이거나 LDL의 수치를 낮추는 데 도움을 줄 수 있다.

건강한 콜레스테롤 유지에 도움을 주는 기능성 원료
감마리놀렌산, 레시틴, 키토산, 키토올리고당, 대두단백, 식물스테롤, 홍국 등
건강한 콜레스테롤 유지에 해로운 요인

지방의 과다 섭취, 포화지방산이 많은 동물성 지방, 흡연/커피/술, 튀김요리

3) 혈행

혈행은 혈액이 혈관을 통해서 신체의 각 부분으로 이동하는 것을 의미한다. 혈액은 산소와 영양분 공급/세포의 노폐물 제거/호르몬 운반/세포 방어/체온 유지/지혈작용 등 신체의 항상성을 유지시켜주는 역할을 하며, 따라서 원활한 혈행은 신체기능을 유지에 매우 중요한 요인이다.

혈액에는 매우 다양한 혈액세포/조절물질/영양소 등이 흐르는데, 이들이 혈액에 너무 많거나 그 기능을 하지 못하면 혈행을 방해할 수 있다. 그 요인 중에 하나가 과도한 혈액응고반응이다. 정상적인 혈액응고반응은 지혈이 된 후 지혈작용을 억제하고 혈액덩어리는 다시 분해하여 혈액의 항상성을 유지한다. 그러나 여러 요인으로 인해 혈액응고작용/억제작용/혈액덩어리 분해작용의 균형이 깨지면 혈전이 유발될 수 있다. 또한 혈액응고작용 과정에서 분비되

는 조절물질은 혈관수축을 일으킬 수 있다.

즉 혈액응고작용은 혈액의 손실을 줄이고 정상적인 흐름 유지에 중요한 요인이지만, 비정상적인 혈액응고작용은 혈액의 흐름에 방해가 될 수 있다. 따라서 건강을 유지하기 위해서 혈중 콜레스테롤, 지방, 포도당 등의 섭취를 적절한 식이로 조절해 혈행을 원활히 해야 한다.

• 원활한 혈행에 도움을 주는 기능식품

혈행에 이상이 생기면 우리 몸의 항상성을 유지할 수 없게 된다. 건강기능식품은 비정상적 혈액응고를 감소시키거나, 혈중 콜레스테롤 및 중성지질을 감소시켜 건강한 혈행에 도움을 줄 수 있다. 건강한 혈행을 유지하려면 지방섭취를 줄이고 오메가-3지방산의 섭취를 늘리고, 운동과 식사 조절로 정상 체중을 유지해야 한다. 또한 동물성 지방/인스턴트 식품/과도한 소금 등의 섭취를 줄이고 채소/과일/생선/식물성 지방/도정하지 않은 곡류 등의 섭취를 높이는 것이 좋다.

EPA · DHA/감마리놀렌산 : 혈액의 혈소판과 혈액응고

인자들은 손상된 혈관부위에 응고됨으로써 지혈작용을 한다. 그러나 여러 조절 물질들에 의하여 과도한 혈액응고가 일어나면 혈액의 흐름에 방해가 될 수 있다. EPA · DHA/감마리놀렌산 등을 함유한 건강기능식품은 과도한 혈액응고작용을 방해하여, 혈액을 원활히 흐르는 데 도움을 줄 수 있다. 또한 중성지방의 수치를 낮춰 원활한 혈액 흐름에도 효과가 있다.

원활한 혈행에 도움을 주는 기능성 원료

EPA/DHA, 감마리놀렌산, 버섯 등

원활한 혈행 유지에 해로운 요인

높은 혈당, 높은 혈압, 높은 LDL 콜레스테롤, 흡연과 스트레스로 인한 혈관 수축, 과체중

4) 혈압 유지

혈관 속으로 흐르는 혈액이 혈관벽에 가하는 힘이 혈압이며, 보통 동맥혈관에 흐르는 혈액의 압력을 의미한다. 혈

압은 혈관과 밀접한 관련이 있는데, 혈관에 플라그가 쌓여 혈관벽이 좁아져 있거나 혈관벽이 손상되어 혈관의 탄력이 떨어지면 혈압이 높아질 수 있다.

또한 높은 혈압이 지속되면 혈관의 출혈이나 심장에 문제가 될 수 있다. 혈압은 유전적인 요인/성별/나이에 의해 많이 좌우되지만, 식사 및 생활 습관을 개선하여 정상 혈압을 유지하도록 하는 것이 중요하다.

• 정상 혈압 유지에 도움을 주는 기능식품

정상 혈압을 유지하려면 소금과 과도한 당분섭취를 줄이고 칼륨의 섭취는 늘리면서 동물성 지방보다 식물성 지방을 섭취하는 것이 좋다. 또한 규칙적인 운동으로 체중을 줄이며 과도한 술과 담배는 삼가는 것이 좋다.

정어리펩타이드 : 신장은 나트륨의 함량을 조절하여 혈압을 일정하게 유지하는데, 레닌-안지오텐신계에 의해 조절된다. 신장에서 레닌이라는 효소를 혈액으로 분비하면 안지오텐신 I 이 만들어지고, 안지오텐신 I 은 특정 효소에 의해 안지오텐신 II 로 변한다. 안지오텐신 II 는 혈관을 수

축시키고 신장에서 나트륨(소금) 재흡수를 통해 혈액량을 증가시켜, 결국 혈압을 상승시키는 역할을 한다. 이 과정에서 여러 단계를 조절해 주면 혈압 조절이 가능하다. 정어리펩타이드 등을 함유한 건강기능식품은 혈압을 상승시키는 호르몬(안지오텐신II)의 작용을 어렵게 하여, 약간 높은 혈압을 낮추는 데 도움을 줄 수 있다.

정상 혈압 유지에 도움을 주는 기능성 원료

정어리펩타이드

정상 혈압 유지에 해로운 요인

소금의 과다 섭취, 과체중, 포화지방산(동물성 지방/인스턴트 식품 등), 스트레스 및 흡연

5) 체지방

우리는 음식물 섭취로 영양소는 혈액을 따라 이동하면서 몸에 필요한 부분이 쓰이게 된다. 이때 사용하고 남은 영양소 중에 일부는 비상에너지로 간이나 근육에 저장되

며 나머지는 지방의 형태로 축적된다. 주로 당질이나 지방이 체지방으로 저장된 영양소는 우리 몸을 보호하기도 하고 에너지가 부족할 경우 충분한 에너지를 공급해 주는 역할을 한다. 하지만 과도한 체지방은 체중 증가뿐 아니라 에너지 생산을 조절하는 호르몬 등의 변화를 일으키고 다른 장기에 해로운 영향을 미칠 수 있다. 특히 혈관기능/혈당조절/간기능 등에 이상을 초래할 수 있다. 따라서 간식/외식 습관으로 인한 고열량 음식 섭취를 줄이고, 규칙적인 운동으로 활동 에너지를 높여 체지방을 조절해야 건강한 생활을 유지할 수 있다.

• 건강한 체지방 유지에 도움을 주는 기능식품

체지방은 체내에 음식으로 들어오는 섭취에너지가 일상 활동 중에 사용되는 활동에너지보다 더 많을 때 쌓이게 된다. 따라서 적절한 식사와 더불어 충분한 비타민/무기질을 섭취하여, 에너지를 원활하게 만들 수 있도록 하는 것이 좋다.

식이섬유 : 우리가 섭취하는 음식은 흡수되기 좋은 형태

로 소화되어야만 에너지원으로 쓰일 수 있다. 식이섬유 등을 함유한 건강기능식품은 당질과 지방의 소화를 도와주는 효소를 방해하거나, 소장에서의 흡수를 어렵게 하여 섭취 에너지를 줄이는 역할을 한다.

공액리놀렌산 : 우리가 섭취하는 에너지 중 쓰고 남는 것은 간에서 다시 지방산으로 합성된다. 합성된 지방산이 체지방이 되는 것인데 공액리놀렌산 등을 함유한 건강기능식품은 남는 에너지를 지방으로 합성하는 과정을 방해하여 체지방 감소에 도움을 줄 수 있다.

히비스커스등복합추출물/가르시니아캄보지아 : 지방의 분해를 촉진하여, 체지방을 줄이는 데 도움을 줄 수 있다.

건강한 체지방 유지에 도움을 주는 기능성 원료
히비스커스등복합추출물, 공액리놀렌산, 식이섬유
건강한 체지방 유지에 해로운 요인
고열량 식사(동물성 지방/인스턴트 식품), 간식습관, 적은 활동량, 빠른 식사시간

6) 혈당 유지

혈액 속에 포함된 포도당이 혈당이며, 혈액 속에는 항상 일정 양의 포도당이 함유되어 있다. 혈액으로 흐르는 영양소 중에 가장 효율적으로 에너지를 만드는 원료가 포도당이며, 특히 적혈구와 뇌세포는 반드시 포도당을 에너지원으로 써야 한다. 따라서 혈당이 항상 일정 수준으로 유지되어야만 우리 몸은 원활하게 에너지를 공급받을 수 있다.

정상보다 높은 혈당이 지속되면 혈액을 통해 운반되는 많은 조절물질을 방해하거나, 적혈구(산소운반)와 백혈구(혈관청소)의 기능이 떨어지거나, 신장에 부담을 줄 수 있어 몸에 좋지 않은 영향을 주게 된다. 세계보건기구는 공복혈당은 110mg/dL 미만으로, 식후혈당은 140mg/dL 미만으로 유지하는 것이 좋다고 권고한다. 공복혈당이 110~125mg/dL 이거나 식후 혈당이 140~199mg/dL이면 당뇨병 전 단계로 구분할 수 있다. 혈당을 유지하려면 식사조절 및 체중조절을 하는 것이 좋다.

• 정상 혈당 유지에 도움을 주는 기능식품

식이 조절은 식사 후 혈당을 정상 수준으로 유지하는 데 중요한 역할을 한다. 소화 흡수가 빠른 단순당(과일/설탕/꿀, 청량음료 등)은 혈당을 급격하게 높여 좋지 않다. 반면에 식이섬유소가 풍부한 잡곡/현미/채소 등은 당질의 흡수를 저하시켜 혈당을 서서히 높이는 역할을 하므로 혈당 조절에 많은 도움을 줄 수 있다. 또한 천천히 먹는 습관이나 과식하지 않는 습관이 정상 혈당 유지에 많은 효과가 있다.

정상 혈당 유지에 도움을 주는 기능성 원료

난소화성말토덱스트린, 바나바주정추출물

정상 혈당 유지에 해로운 요인

동물성 지방 및 설탕이 많이 들어 있는 식품, 과식 및 과체중, 운동 부족, 스트레스

7) 유해산소 제거

호흡을 통해 들어온 산소는 우리 몸 구석구석을 흘러 다니면서 에너지를 만드는 데 쓰인다. 에너지는 우리 몸을 구성하는 세포에서 만들어지는데, 영양소(당질/지방)는 원료가 되고 산소는 그 원료를 에너지로 바꾸는 역할을 하는 것이다. 그런데 이 과정에서 발생하는 활성산소(oxygen free radical)는 불안정하여 주변의 세포를 공격하고 손상을 줄 수 있다. 즉 산소와 에너지는 인간의 생존에 필수적인 요소이지만, 에너지를 만드는 과정에서 우리 몸에 이로운 산소가 우리 몸에 해로운 산소로 바뀌는 것이다.

활성산소에 의해 공격 받은 세포는 기능을 잃거나 변질되기도 하는데, 세포가 생리적 기능을 잃어버린다는 것은 우리 몸의 기능을 유지할 수 없다는 것을 의미한다. 특히 뇌세포/혈관세포/피부세포는 활성산소에 의해 손상 받기 쉬운 부분이다.

다행히 건강한 인체에는 지속적으로 발생하는 활성산소를 제거하거나, 손상된 세포를 치유할 수 있는 항산화 체계를 갖추고 있으며, 효소(SOD/Catalase/GSH Peroxidase)와

GSH/비타민C/비타민E/베타카로틴 등은 우리 몸에서 활성산소를 제거하는 물질로 작용한다. 이들은 활성산소를 공격성이 없는 물질로 전환시킴으로써 활성산소를 제거하는 역할을 한다.

• 유해산소 제거에 도움을 주는 기능식품

자외선, 환경오염물질 등으로 인해 활성산소가 급격히 많아지거나, 나이가 많아지면서 활성산소를 제거하는 능력이 감소되면 활성산소의 생성과 제거의 균형이 깨지게 된다. 즉 우리 몸의 항상성이 깨져서, 몸 속 여기저기에서 활성산소에 의해 공격 받는 것이다. 활성산소로부터 우리 몸을 보호하려면 항산화 물질이 많이 함유된 식품을 충분히 섭취하고, 활성산소를 증가시키는 여러 요인을 제거하는 것이 좋다.

녹차추출물, 엽록소, 베타카로틴 : 활성 산소가 주위를 공격하기 전에 빨리 없애야 한다. 특정 물질들(항산화 효소와 항산화 물질)은 활성산소를 공격성이 없는 안정한 물질로 바꾸어 놓을 수 있으며, 녹차추출물, 엽록소, 베타카

로틴 등을 함유한 건강기능식품은 항산화 효소의 기능을
원활히 하도록 도와주거나, 항산화 물질을 공급해 줄 수
있다.

유해산소 제거에 도움을 주는 기능성 원료

녹차추출물, 엽록소, 베타카로틴

유해산소 제거에 해로운 요인

자외선과 방사선, 과량의 술과 담배, 과도한 스트레스, 환경 오염물질,

과식이나 심한 운동, 인스턴트 음식

8) 면역기능 유지

면역기능은 감염 등으로부터 우리 몸을 보호하는 기능이
다. 기관지, 위, 장 등의 점막에서 작용하기도 하며 이러한
기관을 통해 전달된 신호들이 우리 몸의 전체 면역체계를
조절하기도 한다. 또한 외부에서 들어온 어떤 물질에 관하
여 너무 과민하게 반응하는 알레르기(allergy), 면역세포의
지나친 염증반응도 바람직하지는 않지만 면역반응의 하나

이다.

• 바람직한 면역기능 유지에 도움을 주는 기능식품

건강한 면역체계란 우리 몸에 유해한 외부 물질이나 비정상적으로 변형된 세포들을 인식해서 찾아내고 그것들을 제거하기 위한 적절한 기능들을 자연스럽게 수행하는 것이다. 건강한 식생활은 우리 몸의 면역체계에 좋은 영향을 미쳐 외부의 침입으로부터 보호할 수 있도록 도와준다.

인삼/홍삼 : 건강한 면역능력을 유지하려면 적절한 면역세포가 제 역할을 원활히 수행해야 한다. 인삼/홍삼 등을 함유한 건강기능식품은 필요한 면역세포를 증가시키거나 그 기능을 조절하여 면역능력에 도움을 줄 수 있다.

바람직한 면역기능 유지에 도움을 주는 기능성 원료

인삼, 홍삼, 알콕시글리세롤

바람직한 면역기능 유지에 해로운 요인

환경오염물질, 스트레스, 인스턴트식품, 포화지방산 함유 식품

(튀긴 음식, 동물성 지방), 술과 담배

9) 뼈 · 관절 건강

우리 몸의 뼈는 일생 동안 조금씩 분해되고 다시 형성된다. 즉 오래된 뼈는 파괴되고 새로운 뼈가 형성되어 튼튼한 뼈를 유지시켜 주는 것이다. 성장기에는 뼈의 분해보다는 재형성이 더 활발하여 뼈의 크기가 커지지만, 이후에는 호르몬에 의해 분해와 재형성이 균형 있게 유지될 수 있다. 40대 이후, 특히 여성의 경우 폐경기에 이르면 에스트로겐이라는 호르몬이 감소되면서 뼈의 재형성보다는 분해가 더 활발해진다. 즉 골밀도가 급격히 낮아져 뼈가 약하고 부러지기 쉬운 상태가 되는 것이다. 따라서 그 이전, 특히 성장기에 충분한 칼슘 섭취로 최대한 뼈를 강화해야만 40대 이후 뼈의 손실을 최소화할 수 있다.

• 뼈 · 관절 건강에 도움을 주는 기능식품

칼슘은 뼈의 형성 말고도 신경조절이나 혈액응고 등에도 반드시 필요한데, 체내에 칼슘이 부족하면 뼈에 있는 칼슘을 분해하여 쓰게 된다. 즉 칼슘을 충분히 섭취하여야만 뼈에 있는 칼슘의 분해를 최대한 줄일 수 있는 것이다. 또한 인스턴트식품의 섭취 증가는 인을 지나치게 많이 섭취하여 칼슘을 몸 밖으로 배출시키고, 식이섬유나 나트륨의 과다 섭취도 칼슘의 흡수를 방해한다. 건강한 뼈와 관절을 유지하려면 칼슘/비타민D 등이 풍부한 식품을 충분히 섭취하고, 규칙적인 운동을 하여 뼈와 관절의 기능을 유지할 수 있도록 하는 것이 중요하다.

프락토올리고당 : 장에서 칼슘과 같은 무기질의 흡수를 증가시켜 체내 칼슘농도를 높일 수 있다.

뮤코다당·단백/글루코사민 : 관절의 연골세포를 구성하는 성분을 제공한다. 따라서 연골 세포의 생성을 촉진하고 관절의 윤활작용을 하는 윤활액 생성을 증가시켜 관절기능이 원활하게 이루어질 수 있도록 도움을 줄 수 있다.

초록입홍합추출오일복합물/유니베스틴케이황금등복합추출물 : 관절에서 염증을 유발하는 물질 또는 이를 주로 생성하는 세포의 수를 감소시켜 관절건강에 도움을 줄 수 있다.

뼈 · 관절 건강에 유지에 도움을 주는 기능성 원료

뮤코다당 · 단백, 글루코사민, 프락토올리고당, N-아세틸글루코사민,

유니베스틴케이황금등복합추출물, 디메틸썰폰 (MSM),

초록입홍합추출오일복합물

뼈 · 관절 건강에 유지에 해로운 요인

칼슘과 단백질의 부족, 나이와 폐경 등 호르몬의 불균형, 과체중 또는

신체 활동량 감소, 스테로이드제 과다복용, 가공식품의 섭취 증가,

과도한 흡연 및 음주

10) 인지능력

인지능력은 사물을 분별하여 인지할 수 있는 능력을 의미한다. 인지능력을 유지하기 위해서는 기억력이나 집중력을 저하시킬 수 있는 여러 요인을 조절함으로써 정상적인 뇌의 기능을 유지하는 것으로 이해할 수 있다.

· 인지능력에 도움을 주는 기능식품

사람의 뇌세포는 나이가 들수록 감퇴하기 시작하므로

기억력과 집중력의 감퇴는 노화의 자연스러운 현상일 수 있다. 그러나 정상적인 두뇌 활동에 필요한 산소와 영양소를 원활하게 공급해 주면서 뇌세포의 손상을 초래하는 요인을 줄이면 인지능력 감퇴의 속도를 늦출 수 있다고 알려져 있다.

참당귀주정추출분말 : 뇌세포를 손상시키는 물질은 여러 가지가 있다. 에너지를 만드는 과정에서 생긴 활성산소뿐만 아니라 베타아밀로우즈라는 독성물질 역시 뇌세포를 공격할 수 있다. 참당귀주정추출분말 등을 함유한 건강기능식품은 여러 유해물질을 조절하여 뇌세포가 손상 받지 않도록 보호하는 데 도움을 줄 수 있다.

인지능력에 도움을 주는 기능성 원료

참당귀뿌리주정추출분말

인지능력에 해로운 요인

스트레스, 과도한 알코올 섭취, 약물 및 정신자극제

11) 치아 건강

치아는 칼슘과 인에 의하여 딱딱하게 석회화된 것으로 섭취한 음식을 씹어 소화하기 쉽게 만들고, 침을 분비시켜 음식의 맛을 느끼게 하는 중요한 부분이다. 따라서 치아 건강은 튼튼한 치아와 건강한 잇몸으로 씹는 기능과 발음의 기능을 원활히 하는 것을 의미한다.

치아의 건강을 가장 위협하는 것은 충치로 입안의 세균(S.mutans)에 의해 치아에 구멍이 생기는 것을 말한다. 세균(S.mutans) 자체만으로 충치를 일으키는 것은 아니지만, 세균이 입 속에 있는 당분을 먹고 플라그를 형성하여 유기산을 만들어낸다. 그 유기산이 치아에서 칼슘 등을 빠져나가게 하여 치아조직에 손상을 주는 것이다. 또한 입 안의 세균은 플라그에서 독소를 만들어내어 잇몸을 자극하고 침 속의 칼슘과 인으로 치석을 만들며, 치석은 치아와 잇몸 사이에 염증을 일으켜 치아 건강을 위협할 수 있다.

• 치아 건강에 도움을 주는 기능식품

음식의 성분, 간식 습관, 양치질 습관은 충치의 발생에 영향을 미치는 중요한 요인이다. 특히 치아 건강을 유지하려면 칼슘을 충분히 섭취하고, 설탕과 인스턴트 음식 섭취를 줄이는 것이 좋다. 또한 섬유질 섭취를 늘려 침의 분비를 촉진하도록 하고, 음식 섭취 후 올바르게 양치질을 하여 치아의 플라그를 없애주는 것이 중요하다.

자일리톨 : 충치균(s.mutans)은 설탕과 비슷한 당알콜을 설탕으로 착각하고 먹게 되는데 당알콜은 충치균에 의해 소화되지 않아 치아 손상의 원인인 산(酸)을 만들어내지 못한다. 충치균(s.mutans)은 당알콜을 계속해서 먹게 되고, 이 과정에서 에너지를 다 소비하게 되면서 활동은 약해진다. 따라서 자일리톨 등이 함유된 건강기능식품은 충치균이 산을 만드는 것을 방해하여 충치 발생을 감소시킬 수 있다.

또한 침 속에 녹아 있던 칼슘이 미세하게 부식이 일어났던 부분을 다시 복원시킬 수 있도록 도움을 준다. 여기에 원활한 침의 분비를 일으켜 입안의 산을 희석시켜 산성 조건에서 활발한 충치균의 성장도 감소시킬 수 있다.

치아 건강에 도움을 주는 기능성 원료

자일리톨

치아 건강에 해로운 요인

충치 유발세균의 증식, 설탕 등 끈끈한 음식, 칼슘 부족, 잘못된 양치질

습관, 건조한 구강환경

5장 건강기능식품, 무엇이든 물어보세요

Q : 섭취 시 부작용이 있나요?

A : 건강기능식품은 정해진 섭취량을 지킨다면 일반적으로는 부작용이 생기지는 않습니다. 그러나 제안된 섭취량보다 과량을 섭취하거나, 드문 경우이지만 사람에 따라 이상반응(두통·설사 등)이 생길 수 있습니다. 또 호전반응을 부작용으로 오해하기도 합니다. 이는 건강기능식품도 의약품과 마찬가지로 인체에서 기능을 발휘하기 때문에 그에 따른 호전반응이 나타나는 것입니다. 음식을 섭취하지 않고는 생명을 유지할 수 없습니다. 그리고 독성이 없는 음식을 먹었을 때도 위생상의 문제나 체질에 맞지 않다거나, 급하게 많이 먹어서 소화기관에 과중한 부담을 주어 탈이 나는 경우가 있습니다. 마찬가지로 건강기능식품도 이와 같은 차원의 문제가 발생할 수 있습니다.

예를 들어 비타민 C를 섭취했을 때 설사가 나타나는 이유는 소장에서 모두 흡수되지 못하고 대장으로 내려오면서 흡수되지 않고 장에 남아 있던 비타민 C가 대장 벽으로부터 물을 끌어내 설사를 유발하는 등의 문제가 나타나는 것입니다.

Q : 의사들은 왜 건강기능식품에 부정적일까요?

A : 한국에서 건강기능식품을 치료에 이용하는 의사는 드뭅니다. 이는 일단 의과대학에 건강기능식품과 같은 물질에 대한 교육과정이 전무한 것도 한 이유인데, 온갖 의학 정보를 수학하면서 정작 우리 몸을 구성하는 아주 기본적이고 중요한 영양에 대한 교육은 너무 미미한 것입니다. 게다가 거대 제약회사들과 바이오기업들은 자신의 자본으로 의사들의 연구를 지원하고 임상실험을 통해 증명된 자사의 산물을 만들어냅니다.

이 과정에서 투자 대비 수익성이 크지 않은 건강기능식품은 연구 지원 대상에서 제외되기 십상이죠. 결국 건강기능식품은 의사들의 관심을 받지 못하고, 의사들은 건강기능식품에 대한 전문적인 교육이나 정보를 얻는 기회가 드물게 됩니다. 따라서 건강기능식품의 효용은 잘 부각되지 못하고 부정적으로 말하고 있는 것입니다.

Q : 비타민 C가 암을 유발한다는 논문이 실리는 등 사이언스에는 건강기능식품에 대한 부정적인 논문이 실리기도 합니다. 사이언스에 실린 논문 결과를 그대로 믿어야 할까요?

A : 사이언스에 실렸다고 해서 그 논문을 무조건 믿을 수는 없습니다. 미국의 빌 사르디는 사이언스에 발표한 어느 논문 저자에게 다음과 같은 편지를 보내기도 했습니다.

"당신은 2001년 2월 논문을 기고했고 2000년까지 발간된 여러 논문을 참고자료로 인용했다. 그런데 아래에 제시한 2000년까지 시행된 비타민C와 DNA 손상에 관한 연구는 당신의 연구결과와 상반된 결과를 보고한다.

만약 당신의 연구결과가 객관성을 가지려면 다음의 연구결과들도 인용되었어야 한다. 이런 문제 제기가 부당하다고 생각하는가?

나는 왜 당신이 다음의 연구 자료들을 인용하지 않았는

지 이해할 수 없고, 언론에 자신의 연구결과가 사람을 대상으로 한 실험은 물론 역학조사에서도 증명된 적이 없었다는 사실을 알리지 않았는지 무척 궁금하다 (후략)."

빌 사르디의 문제 제기에서 알 수 있듯이 언론(사이언스)은 검증된 논문만을 게재하지 않는다는 사실을 알 수 있습니다. 즉 사이언스에 실리는 논문에도 문제가 있을 수 있습니다.

Q : 건강기능식품 섭취 시 무엇을 주의해야 하나요?

A : 건강을 유지하기 위해서는 균형 있는 식생활과 규칙적인 운동이 무엇보다 중요합니다. 오로지 건강기능식품에만 의지해서는 안 됩니다. 건강기능식품을 선택할 때는 허위광고에 현혹되지 말고 제품의 기능정보를 충분히 이해한 후 스스로 판단하여 선택해야 합니다. 또한 식품의 원료를 고농도로 농축한 제품들이 많기 때문에 제품에 표시된 섭취량, 섭취방법, 보관방법을 숙지해야 합니다. 또한 질병이 있거나 복용하고 있는 약이 있다면 의사와 상담 후 섭취하길 권장합니다.

Q : 건강기능식품은 어떻게 확인하나요?

A : 제품에 '건강기능식품'이라는 표시 또는 건강기능식품 마크가 있는지 확인하면 됩니다. 식품의약품안전청은 과학적 근거가 있는 원료를 기능성원료로 인정하며, 건강기능식품은 기능성원료로 만든 제품입니다. 또한 건강기능제품 표지에 표시된 '영양기능정보'를 보고 식약청에서 평가된 기능성 내용을 확인할 수 있습니다.

Q : 제품의 허위 · 과대광고는 어떻게 구별하나요?

A : 건강기능식품은 TV, 라디오, 신문, 인터넷, 인쇄물 등에 광고할 때도 사전에 '표시광고 심의'를 받아야 합니다. 질병의 예방 및 치료에 효능 또는 효과가 있다고 광고하거나, 소비자를 오인시킬 수 있는 표시 · 광고는 사전심의를 통과할 수 없습니다. 또한 표시광고심의를 통과한 제품은 '표시 · 광고사전심의필' 마크를 사용할 수 있습니다. 따라서 '표시 · 광고사전심의필' 마크를 확인하시면 제품 선택에 도움이 될 수 있습니다.

'건강기능식품'을 알면 건강이 보인다

인체는 세상에서 가장 정교한 기계에 비교할 수 있다. 인체의 모든 기관이 이가 서로 맞물려 돌아가는 톱니바퀴 같이 유기적으로 맞물려 각각의 기능을 하고, 문제가 생겼을 때 스스로 수리해 복원해내는 자가 치유 기능까지 갖춘 아주 완벽한 기계라고 할 수 있다. 단 기계를 움직이려면 에너지를 공급해주고 고장 나지 않도록 꾸준히 관리해줘야 하듯, 인체 또한 본래의 기능을 잘 유지하려면 에너지가 되는 영양소를 충분히 공급해주고 평소 관리를 소홀히 해선 안 된다.

매일 필요한 영양소를 골고루 섭취하지 않아 영양 불균형 상태가 되면 질환이 생기게 되고, 마치 이 빠진 톱니가

맞물려 돌아갈 수 없듯이 신체 기능도 정상을 유지할 수 없다.

그런데 현대인의 생활 습관으로는 에너지원이 되는 균형 잡힌 영양을 제대로 공급하기 힘든 것이 현실이다. 먹을거리는 충분하지만 바쁜 일상생활에서 하루 세끼 영양을 고려한 완전한 식단을 꾸릴 수 없고, 서구화된 식습관과 인스턴트식품으로는 사람에게 꼭 필요한 영양소를 골고루 섭취할 수가 없다.

최근 보건복지부가 발표한 '국민건강영양조사'에 의하면 우리나라 국민의 2대 사망 요인은 암과 순환기계통의 질환으로 이들 질병의 원인 또한 포화지방을 비롯한 지방의 과다 섭취, 식이섬유 섭취 부족 등 잘못된 식습관에 있었다. 건강기능식품은 이처럼 잘못된 식습관으로 섭취하지 못하는 영양소를 보충해 줄 수 있는 좋은 대안이 되어 준다.

이 책에서 우리는 건강기능식품을 통해 내 몸의 건강을 어떻게 지킬 수 있는지 살펴보았다. 많은 사람이 이 책을 통해 자신의 영양 상태를 돌아보고 내 몸에 맞는 건강기능식품은 무엇인지, 내게 필요한 건강기능식품은 무엇인지 한 번 고민해 보기를 바란다.

알고 먹는 건강기능식품은 약이 될 수 있지만, 모르고 먹는 건강기능식품은 독이 될 수도 있다.

이 책이 건강기능식품에 대한 맹신, 잘못된 정보로 피해를 보는 이들에게 약이 되는 건강기능식품 가이드가 되리라 믿는다.

MEMO

※ 내 몸을 살린다 시리즈는 계속 출간됩니다.

건강이 보이는 건강 지혜를 한권의 책 속에서 찾아보자!

도서구입 및 문의 : 대표전화 0505-627-9784